ドローレス・ドゥーリー
ジョーン・マッカーシー

看護倫理

1

坂川雅子訳

みすず書房

NURSING ETHICS
Irish Cases and Concerns

by

Dolores Dooley & Joan McCarthy

目次

第2巻 目次

第3巻 目次

推薦の言葉――日本語版に寄せて

現在日本では、他の多くの国々と同様、看護実践の指針となる体系的な看護倫理学を確立しようとしている。日本の看護師たちが、ある価値観と指針にもとづいて日常の看護を行なっているのは確かであるが、それらを明確に説明しようとすると、なかなかできないのである。倫理問題が広範に議論されるようになり、それらの議論が治療やケアに影響を及ぼすようになっている現在、倫理問題に関する言語と思考の枠組みをもつことの重要性は、従来よりもずっと大きくなっている。

本書は、二人の看護倫理学者によってアイルランドの看護師のために書かれたものであるが、取り上げられている問題はすべて普遍的なものであり、あらゆる国の看護師にとって重要なものばかりである。すなわち、患者のケア、家族やコミュニティへの対応、医療政策に対する働きかけ、看護教育など、様々な仕事に携わる看護師たちが直面する問題が、豊富な具体例を示しながら、詳細に論じられているのである。

日本の読者は、本書を読むことによって、①欧米の価値観にもとづく看護倫理をより深く理解することができ、②それとは異なる価値観にもとづくアジアや日本の看護倫理をあらためて見直すことになるであろう。

私が本書を日本語に翻訳することを勧めたのは、これが看護倫理の基本的テキストとして非常に優れていると思ったからである。著者たちは、看護師や助産師たちが自分たちの患者の生活を改善するために長年にわたって倫理的努力を重ねてきたことを念頭において本書を執筆し、看護師たちが日常的に遭遇する問題を、それぞれに応じた道徳理論を用いて検討している。また、看護倫理が実践と密接に結びついたものであるという著者たちの認識は、本書を様々な状況のもとで仕事をしている幅広い層の看護職に役立つものにしている。日本の看護師たちが本書から得るところは多大である。私は、六年間、長野県看護大学で教えた経験から、日本の看護師たちが自分たちの直面する倫理問題に強い関心をいだいていることを知っている。著者たちは、本書によって多くの問題をかかえた看護師たちに様々な取り組み方を示し、問題の解決に役立てたいと願って本書を著わした。その目的は十分に果たされていると思う。この有意義な『看護倫理』が多くの方々に読まれることを心から願って。

二〇〇六年八月二五日

カリフォルニア大学サンフランシスコ校名誉教授、長野県看護大学名誉教授

アン・J・デーヴィス

まえがき

看護における倫理問題を考察した本書は、実にすぐれたテキストである。著者たちは、看護学生、医学生、医療者たちに倫理学を教えた長年の経験に基づき、これまで当然のこととして行われてきたこと——著者たちの言葉を用いれば「疑問をもたず習慣的に行ってきたこと」——に新しい目を向けさせる。その顕著な例として、同意を得ないで採血するとか、知的障害のある患者たちに病院の衣服を一律に着させるというような例が挙げられている。著者たちはこのほかにも、医療現場における様々な問題に、行き届いた光りを当てている。

本書は、読者の多くがこれから看護を学ぼうとしている人々であることを念頭において作られている。著者たちは、看護師と患者の関係（これはよく論じられるテーマである）、生と死をめぐる問題、医療資源の配分と公正さに関する問題を考察し、最後に道徳理論を紹介している。これらの道徳理論にはあまり知られていないものも含まれているので、この部分は、学生たちだけではなく、すでに医療に従事している者にも大いに役立つことになろう。各章は、冒頭にその章の学習目標がかかげられ、どの章にも、さまざまな具体例が示されているので、読者は書かれていることを頭で理解するだけではなく、実感をもって受け止めることができる。また、提起された問題を自分自身の問題として考えることができるように、読者への設問が随時つけられているほか、巻末には各章の参考文献が豊富に示されている。本書にはいくつかの興味深い概念が紹介されている。たとえば、「モラル・スペース」という概念に関する説明がある。それは、私たちが特定の状況のなかで特定の組織のあり方の制約を受けながら仕事をしていることを改めて思い起こさせる。私たちを取り囲む医療施設の状況と組織構造は、私たちが特定の倫理問題に関する問題点を理解し、決定をくだし、それに基づいて行動しうるかどうかに大きな影響を及ぼす可能性がある。これは、医療者、管理者、医療政策担当者がもっと注意を向けなければならない問題である。

著者たちは、この種の看護倫理の入門書で扱われる標準的なテーマのほかに、急速に治療の主流になりつつある最新のバイオテクノロジーをめぐる倫理問題も取り上げている。たとえば、男女の産み分けを扱った第十一章は、その一例である。

西欧では個人の自律性が重視され、アフリカやアジアでは共同体の考えや相互依存が重んじられているが、著者たちはその違いを明らかにしている。この異なる価値観に関する知識は、自律性を強調することが無意味である場合の問題を解決するのに役立つであろう。すなわち近年、病気のために弱り医療現場の力関係によって無力にされている患者に対して自己決定権を強調することの無意味さが、医療者たちによって指摘され、医療倫理の文献にも取り上げられているが、その解決に、この異なる価値観の知識は役立つものと思われる。これは重要な問題である。それには、自己決定権を含む患者の人間性を尊重する考え方と、個人、家族、社会の相互依存性や疾病の社会性を前提にした考え方との相違点をはっきりさせる必要がある。

著者たちは、公平さ、医療資源の適切な配分、人々が医療に期待するものなど、重要な問題を取り上げ、初心者にとって非常に役立つ分析と考察を行なっている。彼らはまた、いろいろ異論のある問題について、私たちが検討する際に役立つ有益な手がかりを提供している。私たちは、提供される医療の質に強い関心を抱いている者の一人として、これらの問題を避けたり「専門家」に任せたりしてはならない。

これまで看護師たちは、ミクロのレベルの医療資源の配分に関わってきた。しかし、ドゥーリーとマッカーシーが指摘しているように、それだけでは不十分である。看護師は、責任ある医療者として、マクロレベル、メゾレベルの配分の議論にも参加しなければならない。読者はこの問題を扱った章を読むことによって、公平さが不確実なものであること、そして、看護師はどの程度のレベルまで関わるべきなのかということを（盲目的に伝統に従うのではなく）自分で考えなければならないことに気づかされる。

著者たちは次に、倫理的分析、判断力の養成、意思決定などを助ける様々な理論を紹介する。同一の状況であっても、異なる道徳理論を用いることによって、異なる要素が前面に押し出されてくるのである。

最後に、伝統的な道徳理論と現代の道徳理論についての詳しい説明があり、それぞれの理論の長所と弱点と同時に、よい生を送るためにはどうすればよいかという問いに対して、それぞれの理論が与えている答えが示されている。

私は、看護の倫理問題に関して非常に刺激的で重要な貢献をなした著者たちの努力を心から讃えたいと思う。今後の看護学生たちは（学部生も大学院生も）、本書から多くのことを学ぶことになろう。

ダブリン市立大学教授　P・アン・スコット

謝辞

本書の執筆に当たっては多くの方々のお世話になった。まず第一に、看護・助産学専攻の学生たちすべてに感謝したいと思う。私たちは長年にわたって看護倫理の講義を行ってきたが、その間、様々な問題を学生たちと共に考え、多くのものを彼らから得た。とくにアントワネット・ウッドマンとオリーヴ・ロングには感謝している。

コーク大学キャサリン・マコーリー看護・助産学部の同僚たちにも、いろいろ助けられた。とくに、看護教育における看護倫理の重要性を認め、学部と大学院のカリキュラムに看護倫理を加えるためにご尽力いただいた看護学部長ジェラルディン・マッカーシー教授に、感謝申し上げる。また、各章の様々な問題について非常に貴重な意見を述べてくれたリス・コフィー、アンジェラ・フリン、ジル・マーフィー、ローナ・オコーネル、アイリーン・サヴェジ、ジョン・スウィーニー、テリーザ・トゥーイー、マーク・ティレル、テリーザ・ウィルズにも、心から感謝したい。

医療に関する法的・倫理的ことがらについては、コーク大学法学部メアリー・ドネリーとデアドラ・マッデンにいろいろご教示いただき、そのお陰で、本書の内容を充実させることができた。私たちの友人、クレア・トレーシーとシャロン・マーフィーも、的確な批評と助言を与えてくれた。ギル＆マクミラン社のスタッフ、とくにレジーナ・バレット、マリオン・オブライエン、イーラン・オドンネル、イーマー・ライアンは、忍耐づよく我々を励まし、仕事を遂行させてくれた。

本書の「まえがき」の執筆を快く引き受けてくださり、早くから本書の執筆に対する励ましとサポートを与えてくださった、アイルランドにおける看護倫理の先駆者のひとりダブリン市立大学看護学部長P・アン・スコット教授にも厚くお礼申し上げたい。

最後に、私たちの伴侶と家族、とくに医療倫理の考察・検討に対してたえざる励ましを与えてくれたデズモンド・クラークと、全体に目を通し、洞察力に満ちた鋭い指摘を行ってくれたパトリシア・オドワイヤーに感謝したい。

間違いや不正確さがあれば、もちろんそれはすべて私たち著者の責任である。

序　論

看護倫理は、看護師が看護を行う過程で直面する様々な倫理問題を考察する学問である。その考察には、看護に関する判断を左右する看護師の信条、価値観、ものの受け止め方、感情、主張、人間関係などの検討や分析も欠かせない。

医療倫理学の一部門である看護倫理は、医学倫理や歯学倫理などと同様に、自律性、インフォームド・コンセント、真実の告知、守秘義務など、患者と医療者との関係にかかわる倫理問題を扱う。また、乏しい医療資源、社会的不平等、ケア提供者の能力や道徳意識の低さなど、良質なケアを阻害する様々な要因を考察・検討する。これらの問題は、多くの医療者によって様々な角度から取り上げられているものである（Holm 1997 : 150–151）。

こうした共通点がある一方、看護倫理は他の分野の医療倫理とは重要な点で異なっている。すなわち看護倫理は、実践と緊密に結びついており、独特の歴史と目標をもっている。多くの看護倫理学者が注目しているのは、患者や家族と看護師との良好な関係の重要性である（Fry 1989 : 20）。また、看護師の社会的立場や組織における地位が他の医療者とはかなり異なっていることにも、注意が向けられている（Storch 2004 : 1–16）。

医療倫理学はこの二〇年で急速に発展し、出生と死にかかわるテクノロジーの進歩の結果生じた倫理的・形而上学的変化に対応しようと努めてきた。人間は、生命を創りだし、生命に手を加え、生命を引き延ばすことが出来るようになった。それは、ＳＦ小説をしのぐ勢いである。現在、この急激な変化によって揺らいだ倫理の基盤を立て直すために、臨床や研究に関する倫理検討委員会があちこちに設けられている。看護倫理学は、そのような状況のなかで誕生したように思われるかもしれない。

看護倫理学がそのような変化に対応して急速に発展してきたのは事実であるが、看護倫理学は「遅れてやってきた娘」でもないし、医療倫理界の「新参者」でもないのである。マーシャ・ファウラーがその博士論文で指摘しているように、看護倫理には長い固有の歴史があり、看護師たちは何世代にもわたって、良い看護と社会全体の福利を目指して努力してきたのである（Fowler 1984）。最初の実証的な看護倫理のテキストはイザベル・ロッブの『病院と個人のための看護倫理』であるが、この本の初版は一九〇〇年に出版されており、その後版を重ねている。さらに、一八八八年に創刊された最初の看護専門誌『トレインド・ナース（The Trained Nurse）』は、看護倫理に関する論文のシリーズを組み、六編の論文を載せている。また『米国看護ジャーナル（The American Journal of Nursing（AJN））』は、一九〇〇年の創刊以来一九八〇年代までに、倫理問題を論じた四〇〇編以上の論文を発表している（Fowler 1997 : 31）。

二〇世紀初頭に看護倫理の言説でもっとも頻繁に用いられていた言葉は、服従、使命感、奉仕であったが、二一世紀の現在、それは適切な判断、自律的決定、職業的・個人的責任という言葉に変わった。しかし、倫理的な生き方に関する考えは、昔も今も変わっていない。倫理的に生きるというのは、それぞれの人間が有している倫理的な義務と責任をつねに自覚して生きるということである。あるカナダの看護倫理学者は、そのことを次のように言い表している。

看護倫理は患者との関わりあいに関するものである。看護師は、つねに倫理的に行動できる姿勢をもっていなければならない。看護のほとんどすべての行為や状況には、倫理的側面がある。倫理的な問いというのは、看護の善し悪しを問題にする問いである。この患者に対して行っていることは適切なことなのだろうか。痛みの緩和を求めているこの患者の訴えに、自分はきちんと耳を傾けているだろうか。別の治療法によって数日でも数時間でも自分の子どもを生き延びさせたいと願っている家族の悲しみを、自分は受け止めているだろうか。相手の尊厳を傷つけるような処置を命じられ、納得できないとき、自分には敢然と抗議する覚悟があるだろうか。うまく処理できなかったことが起きたとき、同じような事態が二度と起こらないように、自分は努力するだろうか(Storch 2004 : 7)。

看護師たちは、ずっと以前から、自分たちの患者の生活を少しでも改善しようと倫理的努力を重ねてきた。私たちは本書を著すことによってその努力に報いたいと思う。以下の章で、看護師たちが日常的に遭遇する事柄や、患者の生死に関わる状況を取り上げ、様々な問題を検討したいと思う。本書であつかう倫理学は、単なる学問的・理論的なものではなく、様々な技術や知識の取得を必要とする実践的な倫理学である。

私たちは様々な問題を考察するに当たり、それぞれの状況に応じて、異なる道徳理論を用いた。ほとんどの場合は、伝統的な道徳理論を用いて問題を整理したが、現代的な理論も適宜用いている。

文化の異なる様々な地域で倫理的な看護が行われるようになるためには、多様な道徳理論が必要になるであろう。看護倫理の発展は、あらゆる学問がそうであるように、真空のなかで起きたものではない。歴史、文化、性差、政治的・経済的要因、医療政策、組織の構造などすべてのものが、それぞれの共同体の看護師の役割や責任を規制しているのである。

このテキストは、読者が、事例の分析や疑問の解決に積極的に参加することによって、倫理的推論や解決にいたるプロセスを学習するように作られている。取り上げた事例の多くは、病院、診療所、医療センターなどで、看護師が日常的に出会う事柄である。どの事例に関しても、提起された倫理問題を読者が検討できるように、助言や示唆が与えられている。またどの章にも、知識の習得を促すため、その章で取り上げる概念や定義の「まとめ」がつけてある。さらに、重要な用語については、巻末の用語解説に詳しい説明を載せてある。

本書の目的は、医療において重大な役割を担っている看護師たちに、その支えとなる知識や技術を身につけてもらうことである。私たちは、看護師たちがこの本を通して必要な知識を身につけ、想像力と批判的な目をもって問題を深く考えることができるようになり、自信をもって決定を下すことができるようになることを願っている。

本書は四部から成っており、第Ⅰ部から第Ⅲ部までは、患者と看護師の関係、出生と終末期に関わる問題、資源の配分、医療現場における看護師の責務に関する考察である。その検討には様々な道徳理論が用いられているが、第Ⅳ部は、それらの理論の詳しい解説である。

第Ⅰ部　患者と看護師の関係

第Ⅰ部は、患者と看護師の関係において重要な四つのことがらを取り上げる。すなわち、

一、患者の自律性の尊重

二、真実の告知

三、患者の秘密の保持

四、インフォームド・コンセント

の四つである。これらは、患者が治療その他に関する重要な決定を自分自身で行うためには不可欠なものである。

第一・二章は、患者の自律性の問題を取り上げる。第一章では、自律が自己決定と自己形成に関わるものであることを示し、多くの国々で自己決定能力が重視されている理由を明らかにする。第二章では、自律性尊重の原則が医療者に課す問題を、総合病院と地域で働く看護師と保健師の事例を挙げて考察し、パターナリズムと患者を危害から守るための干渉について検討する。

第三章は、自己決定能力のある患者に詳しい病状を告げないことに悩む看護師の事例を取り上げ、

真実の告知に関する二種類の道徳理論を考察する。真実の告知は、この後で論じられるインフォームド・コンセントには不可欠なものである。

第四章は、真実の告知の問題を引きつづき取り上げ、良心と誠実さ、患者の代弁者としての看護師の務めなどについて考察する。また、倫理的問題に悩む看護師をサポートする「モラル・スペース」についての説明を行なう。

第五・六章は、患者の秘密を守るという看護師の義務について考察する。患者の秘密を守ることは、患者の自律性ならびに患者と看護師の関係にとって非常に重要なものである。第五章は、秘密保持に関する医療規約を示し、秘密保持の原則が例外的に制限される場合を検討する。第六章は、二つの事例を挙げ、患者の秘密を守る義務と第三者に警告する義務との葛藤を考察する。医療者は、患者の立場になって考えると同時に、第三者に及ぼす影響についても考慮しなければならないのである。

第七・八章では、看護におけるインフォームド・コンセントについて考察する。第七章は、インフォームド・コンセントのさまざまな要素を説明し、患者に自分自身の治療方針その他の決定を行わせる看護師の役割を考察する。事例が示すように、インフォームド・コンセントで重要なのは、同意にいたるまでのプロセスである。第八章では、研究・調査におけるインフォームド・コンセントについて考察し、研究対象が子どもの場合の問題点を考える。また、合衆国のタスキギー事件を取り上げ、そこで保健師が行った行為の倫理性を論じる。

第一章　患者の自律性を尊重する

本章で学ぶこと

＊自律（autonomy）の定義。自律的決定の要件。
＊道徳的決定と非道徳的決定。
＊自律性が尊重される理由——二種類の考え方。
＊医療現場における自律性の尊重。

はじめに

Autonomy という語は、ギリシア語の autos（自己）と nomos（支配、法、統治）という語に由来し、元来は、ギリシアの都市国家の「自己統治」を指す言葉であった。しかしこの語は、今日では、国家だけではなく個人、行動、意思決定について用いられ、自治という意味のほかに、自己管理、自由、自発性、意思の自由、自己決定という意味をもつようになった。

自律的人間というのは、通常、自己の信条や価値観に基づいて、自分自身の生き方に関する重要な決定を下すことが出来る人間である。自律的決定の条件とは何かということについては倫理学者たちの間に異論があるが、我々は、次の四点が自律的決定の要件であると考えている。

一、自由に自主的に行った決定であること——本人の考え、感情、欲求に基づいて行われたものであること。

二、意図的に行った決定であること——本人が意図したものであること。その決定は、誤って（あるいは知らないで）行ったものではないこと。

三、情報を得た上で行った決定であること——状況を理解し、その結果が分かっており、別の選択肢があることを知った上で行ったものであること。

四、熟慮した結果、行った決定であること——想定できる結果をよく考えた上で行ったものであること。

これらの要件は具体的にはどういうことになるのか、次の事例で考えてみることにしよう。

事例一—一　進路を決める

マレードは、この二〇年間地域の病院のケア・アシスタントとして働いてきた四〇歳の女性であるが、看護師になるために大学に行こうと考えた。

進学先を決めるために、彼女は、看護課程のある南西部の四つの大学に手紙を出し、資料を送ってもらった。そして、それぞれの大学のコーディネーターに会った。

講義内容、通学距離、コーディネーターとの面接の結果を勘案して、マレードは、自宅に一番近いケア・インスティテュート・オブ・テクノロジー（ＣＩＴ）に、入学の申しこみをすることにした。

この事例で、ＣＩＴに申し込むことにしたマレードの決断は、自律性の四つの要件をすべて満たしていると考えることができる。

一、彼女の決断は自主的になされたものだった。面接したＣＩＴのコーディネーターの影響があったとしても、それによって彼女の決定が左右されたとは考えにくい。我々が下すどんな決定であっても、ある程度、他人の考えや要望に影響を受けるのである。強制されないで下した決定は、自由な決定と見なすことができる。また、ドラッグなどの影響を受けていない決定も、自由なものと見なされる。

二、マレードは複数の大学に行き、各大学のコーディネーターと会った。その結果彼女は、自分自身の意思で、ＣＩＴに行くことに決めたのである。彼女は、ダブリンやウェックスフォードではなく、意図的にクレアで勉強しようとしているのである。

三、マレードは、必要な講座を設けている大学、講義内容、学士号を取得するのにかかる日数等に関する情報を有しており、その内容を十分に理解している。

四、マレードは周到な準備をし、自分の集めた情報を検討し、必要な経費と進学することによって得られる利益を勘案した上で、決定を下した。

読者に

進学先は自分自身でよく考えて選ぶことができますが、日常のあらゆる決定が、このようにいくとはかぎりません。完全に自主的な決定であっても情報が不十分であったり、情報が与えられていても正しく理解されていないなど、自律の要件がすべて満たされることは非常にむずかしいものです。あなた自身がこの一か月に行った決定——たとえば、デートをするとか映画を見に行くとかの決定——は、自律的なものでしたか。自律の要件のうち、どの要件が満たされていましたか。

道徳的決定と非道徳的決定

マレードの進学先の決定は自律的なものであったが、それは、道徳的な決定ではなく実用的な決定であった。彼女は、講義内容、通学上の便宜、大学の方針などを考えて、ＣＩＴに行くことに決めた。

この決定は、個人的な好みを表わすものであり、道徳的な見解に基づくものではない。

一方、人権、自由、正義、福利などに関する決定は、道徳的な決定である。進学する大学を選ぶのが非道徳的選択であるのに対して、マレードの最初の決断――看護師になるために大学に行くという決断――は、道徳的な決断である。次の文章を読めば、そのことが分かるであろう。

事例一―二　マレードの選択

マレードは、ずっと看護師になりたいと思っていた。彼女は子どもの頃、地域の病院の助産師だった叔母さんの話を聴くのが大好きだった。彼女は、十代の頃は「ドクター・ウェルビー」や「看護婦物語」を、その後は「フライング・ドクター」や「ER」を、テレビの前で夢中になって見ていた。

しかし、アイルランドには働きながら教育を受けられる病院はなく、また、英国で教育を受けるのは経済的に無理だったので、マレードはひとまずケア・アシスタントとして働き、それから、看護大学に行くことに決めた。しかし、進学できるようになったとき、マレードはトムと出会い、結婚することになった。彼女はそれから二〇年間、農業に従事するトムを支え、家族を養いながら仕事をつづけてきたが、（幸せではあっても）決して満足してはいなかった。

子供たちが成人した今、マレードは、看護師になることをふたたび考え始めた。しかし、心配がひとつあった。彼女の父親の世話である。母親は十年前に亡くなっており、八一歳の父親は、リューマチ性関節炎を患っていて、だんだん体力が弱り動けなくなってきていた。マレードには、間もなく父親が四六時中ケアを必要とするようになることが分かっていた。保健師やトムやホームヘルパーの助けを借りるとしても、介護は大変になるだろう。

彼女は決断しなければならなかった。もし家にいれば父親の面倒を見ることが出来る。しかし大学に行けば、父親を入院させなければならないだろう。彼女は、父親との折り合いは必ずしもよくなかったが、晩年の父親の世話は自分がしなければならないと考えていた。一方、看護師になれば、多くの病人を助けることができるだろう。

読者に

事例一-一と一-二をもう一度読み、看護師になろうとするマレードの決定がなぜ道徳的決定であり、入学する大学を決めるのがなぜ道徳的決定ではないのかを、考えてみましょう。

父親の世話をするか、大学に行って看護師になるか。それを決めるのは、道徳的決定である。なぜならば、その決定は二つの相反する道徳的義務——病弱の親の世話をする義務と、大勢の病人の世話をする義務——に関わるものだからである。マレードは、父親との折り合いはあまりよくなかったが、娘として彼をケアする義務があると考えている。その考えは、家族や親を大事にすべきだというマレードの価値観から出ている。

看護師になることはマレードが子どもの時から抱いていた個人的な願いだったが、それはまた、医療者の一員として患者の苦しみを和らげ健康を促進することに価値をおく彼女の価値観に基づくものでもある。

要するに、進学する看護大学の決定は講義内容、通学上の便宜、大学の方針などに関する彼女の考えに基づいているのに対して、看護師になるという彼女の選択は「善をなす」ことに関する彼女の倫理的価値観によって決定されているのである。

読者に

先に、自律的決定の条件として、十分な情報を与えられ、よく考えた上で、自主的にそして意図的に行ったものである、という四つの要件を挙げました。そして、マレードが行った大学の選択は、この四つの要件をすべて満たすものであることを示しました。ここでもう一度事例一―二を読んで、看護師になろうとした彼女の決定も、同じように自律的なものと言えるかどうか考えて見ましょう。

私たちが行う決定の自律性を考えるとき、この四つの要件のどれを満たしているかということだけではなく、その程度やレベルも問題になる。与えられる情報の量やどの程度自主的・意図的に行ったのかということは、それぞれの決定によって異なるのである。

たとえば、私たちが日常行う決定や行為のすべてが、進路に関する決定と同じレベルの自律性を必要とするわけではない。たとえば、この本を座って読むか立って読むか、あるいは、今晩何を着るかというようなことを決めるのに、進路に関する決定と同じレベルの自主性や意図や熟考は必要ではない。私たちは、パーティに着ていくものについては、他人の助言を喜んで受け入れるであろう。しかし誰かが、あなたは看護師ではなくジャーナリストになるべきだと言ったら、あなたは反発を覚えるかもしれない。

決定する事柄が自分自身や他人の生活にとって大きな意味をもつ場合には、高度の自律性が求められる。それは、健康や福利に関すること――体の状態、出生、死、死の迎え方――など、自分の生にとって非常に重要な事柄に関する決定を行う場合に、とくに言えることである。

医療に関する決定は非常に重要ではあるが、四つの要件をすべて満たすものだけが自律的決定として認められるわけではない。私たちが行うほとんどの決定は、そのすべての要件を満たすものではないのである。私たちは、ビーチャムとチルドレス（2001：59）に倣って、医療に関する決定においては、完全ではなくとも実質的な自律性があればよい、と考えている。すなわち、何らかの影響を受けて行われた決定であっても、その決定を行った人間が、決定がもたらす結果を完全にではなくとも十分に知っている場合、私たちは、その決定を自律的な決定と見なすのである。

自律的人間というのは、自分ひとりであらゆる決定を行い、常に自分の考えに基づいて行動する人間のことではない。また、自分の欲求や意図や考えを完全に支配している人間でもない。

患者や被験者がある決定を行なう場合、それがあらゆる点で完全に自律的なものであることを求めるのは、非現実的すぎる。現実には、完全に自律的な行為はめったにないのである。情報を得て自主的に決定を下すことが重要なのは、医療に関しても、その他の事柄（たとえば、投資、従業員の採用、家の購入、大学の選択など）に関しても、なんら変わるところはない。これらの重大な決定は、実質的に自律的なものでなければならないが、完全に自律的である必要はないのである（Beauchamp and Childress 2001 : 59–60）。

このように、自律性の規準は緩やかにすべきである。そうすれば、ごく普通の人々が行なう多くの決定も、自律的なものと言えるようになる。規準を緩やかにする必要性は、第七章でインフォームド・コンセントの概念を検討するときに、さらに明らかになるはずである。

読者に

①ビーチャムとチルドレスは、実質的な自律性を必要とするものとして、医療に関する決定のほか、
- 投資
- 従業員の採用

●家の購入
●大学の選択
などを挙げています。それについてあなたはどう考えますか。これ以外に、同レベルの自律性を必要とするものを挙げることができますか。

②決定を行なう際に、実質的な自律性だけではなく完全な自律性が必要である例を二つ挙げなさい。なぜ完全な自律性が必要なのか、その理由も述べなさい。

まとめ　一－一

自律の概念。

＊自律とは、自己管理や自己決定を、自由にそして自主的に行う能力を有していることである。

＊自律的人間とは、自己の信条と価値観に基づいて、自分自身の生に関する重要な決定を行うことができる人間である。

＊自律的決定とは、与えられた十分な情報を勘案して、自主的・意図的に行う決定である。

＊現実に行われる決定の自律性の程度は、自律性の要件を一部満たしているもの、実質的に満たしているもの、完全に満たしているものなど、様々である。

自律の重要性

自律的行動は、ユダヤ教・キリスト教を基盤にした欧米の文化で高く評価されるものである。欧米で自律性が重んじられるのは、

一、自己の行為に責任をもたせる、
二、個人に独自性を与える、
三、人権尊重の基盤である、

という三つの理由による。

一、人間は、自分の考えや計画に基づいて行動し、自己の決定に対して責任をとることができる存在である。それは、昔から認めれてきた事実である。たとえば、聖書のなかでは、ルキフェルやアダムとイブが神に背くという決断をしたことは嘆かわしい出来事だったかもしれないが、彼らにそのような選択を行う能力があることは、キリスト教の信仰体系における重要な点なのである。また、古典的な戯曲や小説――たとえば『ハムレット』や『自負と偏見』など――も、登場人物の行う選択と決断にもとづいて、物語が展開していく。さらに、ポピュラー・ミュージックも、「私は自分の思うとおりにやった」と言える人間や「これが私なのだ」と叫ぶことの出来る人間を讃えている。

崇高なものから瑣末的なものまで、深刻なものから些細なものまで、人間が自分の判断によって選

択する力をもっていることは、古来、世界中の多くの文化において高く評価されてきた。順応、改革、反逆、拒否、いずれの場合においても、人間が示す創造性は、いたるところで評価されているのである。

二、個人の自律性と個性は、深く結びついている。人間は、自分の生に重大な影響を及ぼす決定において自分が重要な役割を演じることを認識している。そのために、自律性は個性の形成における中核と見なされている。コンピュータやホロスコープは、私たちの生涯の伴侶を的確に見つけてくれるかもしれないが、私たちは自分の将来をそれらに託すだろうか。そうする可能性もなくはないが、普通はそうしない。なぜならば、恋や一生の仕事や庭造りの計画を立てる喜びのひとつは、その結果に対する責任が、ある程度自分にあるという自覚だからである。

人は、多くのものの中からある特定のものを選ぶとき、「自分はいま、自分自身の選択によって、新しい自己を形作っているのだ」と感じる。そして今度は、その創造された自己――看護師、親、政治家、恋人など――が、さらに新しい自己を作り出すための選択を行うのである。

それは、人間が他の影響を一切受けないで自分自身を形作っていく、ということではない。人間がある程度自律的に自分自身を形作っていくのは確かであるが、人間の個性は、その人間の身体的特徴を基にし、他人との関わりのなかで形成されていくのである。また、その個性は、文化、歴史、その人間が生い育った環境と切り離すことはできない。

三、歴史的にみると、自律の概念は、平等な扱いや均等な機会を求める戦いで、また、圧制的な政権や組織に対する抗議運動で、用いられてきた。

二〇世紀後半の政治哲学者たち——アイザイア・バーリン（『自由論』1969）、ジョン・ロールズ（『正義論』1971）、ロナルド・ドゥウォーキン（*Taking Rights Seriously* 1977）ら——は、自律性を現代の自由主義社会における中心的な価値と見なし、人々が自律的に行動できる状況がどの程度作り出されているかということが、その社会の成功を測るものさしになると考えている。

それは、社会全般に関してだけではなく、医療制度その他、具体的な制度や組織についても言えることである。現在の医療制度で、その利用者や医療者の自律性はどの程度守られているのだろうか。また、医療施設における患者の自律性はどの程度守られているのだろうか。

読者に

この項には、欧米文化で自律性が重視される三つの理由——自律性は人権尊重の基盤であり、個人に独自性を与え、自分の行為に責任をもたせるという理由——が挙げてあります。

①それについて、あなたはどう考えますか。

②中国、日本、南アジア、ならびに南欧の一部の国では、家族や共同体の決定が重視され、個人は、自分の利益よりも家族や共同体の利益を優先するのがふつうです。ものごとの決定方法に関するこれらの国々と欧米の違いを比較し、それぞれの長所を述べなさい。

自律性の尊重

様々な哲学理論や政治理論が、自律の重要性を説いている。その中でも、自律性の尊重に関して後世に大きな影響を与えたのは、一八世紀ドイツの哲学者イマヌエル・カント（一七二四―一八〇四）と、一九世紀英国の哲学者ジョン・スチュアート・ミル（一八〇六―七三）である。

カントの自律論

義務論の立場にたつカントは、本質的あるいは本来的に善なるものの存在を信じ、人間は自律的に行動する能力を備え、本質的に無条件の価値をもっていると考えた。カントにとって人間の尊厳は、それぞれの人間が自由意志をもち、個人的な感情や欲望とは関わりなくそれに従うことができるという点にある。彼によれば、人間は目先の欲望に完全に支配されることはないという点で、多くの他の動物と区別される。

カントは、人間が自分の欲望や愛憎とは無関係に行動することができると信じ、人間は道徳法則や原理を定めてそれに従うことができると考えた。人間は自分自身の行動を律することが出来るのである。新カント派哲学者トマス・ヒルは、そのことを次のように表している。

道徳法則を自律的に定めるということは、基本的な道徳原理や価値を検討するに当たって、伝統や権威に盲従せず、外部からの脅しや誘惑に屈せず、自分の好みや個人的感情に左右されることなく、無反省・無考えにことを運ばないように努めるということである。……基本的原則を検討する際には、あらゆる人々に対する公平な配慮が求められる（Hill, 1991 : 45）。

カントによれば、人間には、自由で理性的で偏見のない決定を行なう能力がある。すなわち人間は、権威や慣習に支配されることも自分の好みや感情に左右されることもなく、冷静に最善の道を選ぶことが出来るのである。

カントの考えでは、あらゆる人間が尊敬に値するのは、この自律能力のためである。彼に言わせれば、他人の自律性を尊重しないということは、その人間の意図を無視し、自分自身の目的の単なる手段として、その人間を扱うことを意味する。

したがって、自分自身や他人を、単なる手段としてではなく目的としてつねに扱うように、努めなければならない（Kant 1997 [1785], 38）

ミルの自律論

ジョン・スチュアート・ミルも、その有名な著書『自由論』で、人間の自律性（あるいは自由）の尊重を説いている。ただし、その理由はカントとは異なる。ミルにとって人間が尊敬に値するのは、その理性や公平さのためではなく、その独自性のためである。その際、彼が拠りどころにするのは、功利主義である。彼が道徳的に優れていると見なす行為は、悪よりも多くの善を結果的にうみだす行為である。ミルによれば、自律性の尊重は、悪よりも多くの善をうみだす。社会が自律性を尊重しなければならない理由は、そうすることによって、長期的に見ると社会に利益がもたらされるからである。

国家の価値は、長期的に見ると、その構成員である諸個人の価値である。……たとえ仁恵的な目的のためであっても、国民を従順な道具にするために卑小化する国家は、矮小な人間を用いて偉大なことを達成するのは不可能であることを思い知らされるであろう（Mill 1981 : 187）。

ミルの考えでは、個人の自由は、社会全体の善と合致しその善に寄与するのである。したがって、人は、他人がどう思おうとも、自分自身の生涯設計、信条、価値観に基づいて行動することを許されなければならない。

ミルにとって、国家あるいは他人が個人の自由に干渉することが唯一許されるのは、その人間の行為が他人に害を及ぼす場合である。ミルは、公的道徳と私的道徳、他者に影響をあたえる行為（他人に関わる行為）と他人には影響を及ぼさない行為（自己のみに関わる行為）とを区別する。これは、個人の自由は他人の権利や自由と衝突する場合にのみ制限されるという、古典的な自由観である。それによれば、個人の自己のみに関わる行為や決定に干渉することは許されないのである。

文明社会の構成員に対し、その意思に反して圧力を加えることが出来るのは、他者に対する害を防ぐ場合だけである。その人間に肉体的・精神的な善がもたらされるからといって、ある行為を強制することはできない。あることを、本人のためになり、本人を幸せにし、正しく賢明なことだという理由で、強制的に行わせる（あるいは禁じる）ことは許されない。それは、その人間をいさめたり、説得したり、懇願するときの理由にはなるが、その人間を強制する理由にはならないし、従わなければ罰を与えるという性質のものでもない（Mill 1981 : 68）。

読者に

私たちのほとんどの行為は、自分だけの問題ではなく、他人にも影響を及ぼします。
①明らかに他人に影響を及ぼすと思われる行為を三つ挙げなさい。
②他人には影響を及ぼさない行為を思いつくことができますか。

医療における自律性の尊重

一部の医療倫理学者は、カントやミルにならい、医療者は自律の原則や規則に基づいて患者のケアを行わなければならないと考えている。医療者は、その原則を守るために、患者に対する特定の義務を課せられることになる。たとえば、トム・ビーチャムとジェームズ・チルドレスは、医療における自律の重要性を唱えている倫理学者であるが、自律の原則を次のように説明している。

自律の原則は、積極的義務と消極的義務を我々に課す。消極的義務とは、個人の自律的な行為を外から制限しないという義務である。積極的義務とは、個人に情報を開示し、本人に自律的な決定を行わせる義務である。医療者や研究者は、自律の原則に基づき、情報を開示して相手の理解と自発的な協力を求め、相手が適切な決定を下せるようにしなければならない（2001：64）。

消極的義務は、他人の選択に干渉しないという義務である。医療者は、患者が自分の健康に関して下した自律的な決定に対して（それが他人の自律性を事実上侵害しない限り）、干渉したり制限したりしてはならない。積極的義務は、医療者に多くの責務を課す。医療者は、患者の価値観、信条、考え方を認め、それが守られるようにサポートしなければならない。

読者に

①自分の担当患者が自律的に下した決定を制限しなければならなかったことがありますか。
②これまでに、自分の担当患者が自律的に行動できるようにサポートしたことがありますか。
③自律についてこれまでに学んだことや、ビーチャムとチルドレスによる自律の原則の定義

を参考にして、自律の原則とはどういうものか、あなた自身の言葉でまとめてみましょう。

まとめ 一―二

自律性に関する二つの見解。
一、それは人間が有する理性と公平さの表現である（カント）。
二、それは社会全体の善に寄与するものである（ミル）。

自律が重要な理由。

*自己の行為に責任をもつことを可能にする。

*個人に独自性を与える。

*人権尊重の基本である。


自律の原則が看護師に課す義務。

*患者の自律性を（それが他人に制限や害を与えない限り）制限したり干渉したりしないこと。

*患者を助け、その自律性を促すこと。

結論

本章では、患者の自律性の問題をとりあげ、それを尊重する必要性について述べた。まず、自律的決定とは、必要な情報を得て熟考した上で自主的・意図的になされる決定であることを示し、それから、道徳的決定と非道徳的決定の違いを示した。そして、道徳的な決定であれ非道徳的な決定であれ、四つの要件すべてを満たす決定はごく稀にしかないこと、様々な行為の自律性の程度は、それぞれ異なっていることを説明した。また、人間は様々なことについて自己決定を繰り返しながら生きていくのであるが、患者が医療に関する決定を行う際には、（完全にではなくとも）実質的に自律的でなければならないことを示した。

私たちはまた、自律が重要である三つの理由を示し、自律に関する二つの哲学的見解を紹介した。すなわち、自律性の尊重は人間が理性的で偏見のない決定をなす能力があることを認めるものであるというカントの説と、個人の自律性を尊重する社会は、結局、尊重しない社会よりも優れた社会になるというミルの説である。

そして最後に、自律の原則が看護師に課す義務について述べた。第二章では、自律尊重の原則によって、異なる医療現場で働く看護師たちに課される積極的・消極的義務について、二つの事例を挙げて考察する。

＊以下の語については、巻末の用語解説を参照のこと。
自律（autonomy）**義務論**（deontological theory）**自由意志**（free will）**公平さ**（impartiality）**インフォームド・コンセント**（informed consent）**原則**（principle）**理性的**（rational）**規則**（rule）**実質的自律性**（substantial autonomy）**功利主義**（utilitarianism）

第二章　自律性と危険回避のための干渉

本章で学ぶこと

*自律性に関する消極的義務と積極的義務。
*仁恵（beneficence）の原則。
*積極的パターナリズムと消極的パターナリズム。
*患者の自律性の尊重と患者を危害から守るための干渉。

はじめに

第一章で、自律の原則が看護師に二種類の義務を課すことを示した。すなわち、消極的義務――患者の自律的決定に干渉したり制限を設けたりしないという義務――と、積極的義務――患者の自己決定能力を認め、支え、促進する義務――である。

次に挙げるのは、病院に勤務するある看護師が、自律尊重の原則によって課される消極的義務に悩む事例である。この事例は、どういう場合に患者の自律性が制限できるかという問題を提起している。

事例二－一　自宅に戻りたがる患者

七二歳のショーンは、五年前に妻を亡くしてから一人暮らしをしている。彼はアルツハイマー病の初期で、ちょっとした手術を受けた後、市立病院に入院中である。彼は最近まで、ボランティア活動に参加し、庭の手入れをしながら、誰の助けも借りず元気に暮らしていた。

ショーンは、日中は機嫌がよく、病院のスタッフやほかの患者たちにも協力的な態度をとり、元気にしている。しかし夕暮れが近づいてくると、落ち着きがなくなり、機嫌が悪くなる。彼はスタッフやほかの患者たちに、しばしば怒鳴るような声で、花や野菜の世話をしに家に帰りたいと訴える。最近は、帰ろうとして病院の廊下をうろつくようになり、病院の駐車場まで行ったことも二、三度ある。

病院のスタッフは、ショーンを落ち着かせる方法をいろいろ試みた。彼らは、隣家の人が庭の手入れをしていることを伝え、軽い鎮静剤を試した。しかしショーンは、意識がもっともはっきりしている日中でも、意見を訊かれると、どんな危険があっても家に帰りたい、とくに夜になると我慢ができなくなる、と言うのである。

ごく最近、ショーンが病院から抜け出し、繁華街で自宅に戻るバスの乗り場を探しているところを、病院の用務員が見つけた。

医療チームは、ショーン自身の安全と病棟内の秩序を守るための方法を話し合った。研修医は晩に強い鎮静剤を投与することを提案し、病棟主任は電子タグの使用を提案した。ショーンが病院を抜け出そうとすれば、タグが信号を発するので、病棟のドアを閉めることができるのである。

これに似たようなことは、認知症患者を扱う医師、看護師、介護者たちの多くが経験しているはずである。この事例は、次のような重要な倫理問題を提起する。

＊自宅に帰ろうとするショーンの行為は、自律的行為と見なすべきか。
＊ショーンの気持ちを尊重するには、どうすればよいか。
＊ショーンの安全と健康をどのようにして守るか。
＊ショーンの自律性を尊重しながら、他の患者たちの安全をどのようにして守るか。

これ以外にも、いろいろな問題が考えられると思うが、ここでは、ショーンの自律性の尊重と彼の安全を守るという二つの点に、問題をしぼることにしたい。

日常の会話を通して、あるいは検査結果によって、ショーンの認知症が進み、彼は的確な判断ができなくなっているということが分かるかもしれない。医療スタッフは、ショーンの自己決定能力が失われてしまったと判断するかもしれない。日中は完全に正常に見えても、夜になると様子がおかしくなり、病院を抜け出して繁華街に出て行くショーンを、放っておくことはできない。

あるいは、ショーンのアルツハイマー症は初期段階にすぎず、一人で自宅に戻ることも、自宅でしばらくの間一人暮らしをすることも十分にできる、とスタッフは判断するかもしれない。ショーンが自分の自由意思で行動しており、その意図が明確であり、考えられる危険に関する適切な情報を得ており、入院することのプラスとマイナスを理解しているとすれば、家に帰るというショーンの決定は、実質的に自律的なものといえる。

しかし、ショーンが実質的な自律性を有しているかどうかはともかく、今は、彼の安全と健康が問題なのである。医療チームは、彼の安全のためにどうすべきかを考えるにあたり、第二の原則すなわち仁恵の原則に頼ることになろう。ショーンについて考える前に、この原則に関する説明を簡単にしておこう。

仁恵の原則

ヒポクラテス（紀元前四六〇－三七七）の時代から、医療者は、自分の患者の利益を考えて行動することを求められてきた。それが「仁恵の原則」である。それによれば、医療者は患者に害を与えることを避け、患者の健康と幸福を促進するように努めなければならない。（害を避け善を促進するという行為は、一般には「無危害（nonmaleficence）の原則」と「仁恵（beneficence）の原則」の二つに分けられるが、本章では、「仁恵の原則」にこの両者を含めることにする。）

善いサマリア人の話（ルカによる福音書、一〇章三三四節）は、理想的な仁恵の例である（Beauchamp and Childress 2001 : 167）。エルサレムからエリコに向かっていた旅人が、追いはぎに襲われ、服をはぎとられ、半殺しにされて道に放り出された。二人の旅人が彼を無視して通りすぎたが、一人のサマリア人が彼を見て憐れに思い、傷に油とぶどう酒を注ぎ、包帯をして宿屋に連れて行き、介抱したのである。

読者に

①日常生活でみられる仁恵行為には、どんなものがありますか。理想的な仁恵行為と考えられるものを、三つ挙げなさい。
②看護師の仕事の中で、理想的な仁恵行為と考えられるものを、三つ挙げなさい。
③あなたは、看護師が仕事のあらゆる側面で理想的な仁恵行為をなすことは可能だと思いますか。

多くの倫理学者が、医療業務に完全な仁恵を求めるのは無理だと考えている。多くの倫理規定も、そのような考えに基づいて作られている。しかし医療者は、完全に利他的・自己犠牲的である必要はないにしても、害をもたらす状況をとり除き、よい状況を作りだすように努めなければならない。看

護業務に関する多くの条例には、事実上、仁恵の原則が盛り込まれている。たとえば、アイルランド看護局の業務規定には、

看護職の目的は、患者に可能な限り最善のケアを提供することである。患者やクライアントを危険にさらしたり業務の安全基準を損なうような状況があれば、それを責任者あるいは当局に知らせなければならない（アイルランド看護局、2000 a）。

という条項がある。また、アメリカ看護協会（ANA）には、

看護師の第一の責務は、クライアントの健康、福利、安全を守ることである。

という規定がある。

二－一の事例の患者が病院を抜け出せば、害を受ける恐れがある。医療チームは、仁恵の原則に基づき、そのことを考慮しなければならない。そこで生じる問題は、ショーンの自律性を尊重しながら同時に彼を害から守るという、二つの義務の間のバランスをとることである。その場合、医療チームはパターナリスティックな決定をすることになるかもしれない。次の項で、パターナリズムとは何か、それはショーンのケアにおいてどういうことを意味するのか、ということについて説明する。

パターナリズム

パターナリズムというのは、人に対して、父親のように振る舞うことである。伝統的な父親は、子どもたちにとって最も善いと思われることを、彼らに代わって決めてやる人間である。ビーチャムとチルドレスにとって、医療者の姿は、責任をとる父親の姿に似ている。

医療者は、トレーニングを受けており、すぐれた知識や洞察力をもっているので、患者にとって最善のことを決定できる。医療者はその点で、何も知らずに怖がって頼ってくる子どもを愛する親に似ている（Beauchamp and Childress 2001 : 178）。

しかし、父親が子どもを守るという伝統的な考え方に対しては、次のような反論がある。

＊それは不適切な家族像に基づいている。父親・母親・子どもという家族構成は、単なるひとつのあり方にすぎないのである。

＊それは不当な、権威主義的・非民主的考え方である。

＊それは好ましい結果を生まない。子どもたちは、自分の考えが尊重されたときにもっとも幸せなのである。

読者に

①医療におけるパターナリズムが、不当なものであり、よい結果を生まないと思われる例を挙げることができますか。

②「パターナリズム」という言葉が不適切だとすれば、何か別の言葉を考えることができますか。「マターナリズム」という語はどうでしょうか。この言葉も、同じように問題があると思いますか。

弱いパターナリズム

パターナリズムがすべて倫理的に容認できないものとされているわけではない。弱いパターナリズムは、非自律的な人間――昏睡状態、無知、不注意、恐怖、落ち込み、情緒不安定などの理由で、自己決定能力が低下している人間――を、医療者自身の決定に従わせるものである。

このパターナリズムは、本人が自分で招く害から患者を守るものであり、倫理学者も医療者もその必要性を一般に認めている。

事実上自律性を失い他者に依存している人間の生活に干渉することは、最もひろく容認されているパターナリズムである。すなわち、無力な子どもを親が指導したり、保護を必要とする患者を医療者がケアするのは、正当なパターナリズムである（Beauchamp and Childress 2001：177）。弱いパターナリズムの例としては、次のようなものがある。

＊手術直後の患者のベッドの柵を高くする。

＊患者が、睡眠中（あるいは意識を失っているとき）に点滴チューブを引き抜くのを防ぐための策を講じる。

＊緊急時に（許可を得ないで）ハイムリック法などの応急処置を施す。

ショーンの事例を、弱いパターナリズムの観点から考えてみると、ショーンが事実上自律性を失っていると判断されれば、医療チームが干渉することは倫理的に容認できるものとなる。その場合、ショーンの自由は制限されることになるが、それは正当な制限である。なぜならば、自宅に戻ると言う彼の決断は自律的なものとは言えないからである。

要するに、ショーンの行動を制限することは、彼の自律性を無視することにはならない。この場合、彼は自律性を行使してはいないからである。医療者たちは自律性を失っているショーンを守ろうとしているのである。次に医療チームがなすべきことは、ショーンの安全を確保するために、制限を最小限に抑えた効果的な方法を見つけることである。

強いパターナリズム

一方医療チームが、ショーンの認知症の程度はごく軽く、自宅に戻りたいという彼の希望と決定は事実上自律的なものであると判断する可能性もある。そう判断したにもかかわらず、彼らが、彼自身のためだと言って、ショーンの自由を制限するとすれば、その干渉には、弱いパターナリズムの場合よりもずっと強力な正当化が必要になる。

強いパターナリズムとか、弱いパターナリズムという言葉は混乱を招きやすいが、それらはそれぞれに必要な正当化の程度を表していると考えればよい。弱いパターナリズムは、自律性をもたない人間を守るためのものであるから、強力な弁護や正当化を必要としない。それに対して、強いパターナリズムは、実質的な自律性を有している患者に対して行使されるので、納得のいく強力な正当化が必要になる。強いパターナリズムは、自律の原則と仁恵の原則が衝突するときには仁恵の原則を優先し、実質的な自律性を有する人間の自由を、本人のためという理由で制限するのである。

パターナリズムは、虚偽、欺瞞、ごまかし、強要、情報の隠蔽などの方法を用いて、相手の力を奪うものである。強いパターナリズムの例を挙げると、次のようになる。

＊「おばあちゃん、今日は元気かなあ」とか「おじいちゃんが心配しなくてもいいんだよ」というように、相手を子どもあつかいする。

＊患者をいつまでも待たせたり、患者を無視するような振る舞いをする。
＊患者の目の前で患者のことを話題にし、患者をないがしろにする。
＊患者が自律性を有しているのに、知らせることも相談することもせず、物事を決める。

現代の倫理学者の多くは、自律的な選択に干渉する行為（強いパターナリズム）は倫理的に許されないと考えている。たとえば、アイザイア・バーリン（『自由論』1992）は、第一章に概要を示したジョン・スチュアート・ミルの自由哲学に基づき、実質的な自律性がある場合にパターナリスティックな介入を行なうことを否定する。彼は、決定を下す権利は個人にあると信じている。

私は、他人の意思の遂行者ではなく、自分の意思を遂行する者でありたい。私は目的ではなく、主体でありたい。人に決められるのではなく自分で決め、他人に指図されないで物事を行いたい。私は、目標や方針を自分で定めることのできないものでも動物でも奴隷でもないのである（Berlin 1992 : 131）。

このバーリンの考え方をショーンのケースに当てはめると、自宅に戻るというショーンの決定が事実上自律的なものだと見なされる場合には、医療スタッフがそれに干渉することは許されないことになる。医療スタッフたちは、ショーンを自宅に戻すのは無謀だと考え、ショーンに、自宅に戻ったら彼は自分の健康と幸福を深刻な危険にさらすことになると告げるかもしれない。しかし、ショーンの自律性を尊重するのであれば、彼の選択に干渉することは許されないのである。

読者に

今まで、自宅に戻るというショーンの決定は非自律的なものなのか、実質的に自律的なものなのか、という二種類の可能性を考えてきました。しかし、少なくとも、もう一つの可能性があります。

それは、部分的に自律性が認められる場合です。医療スタッフは、ショーンの決定が強制されたものではなく、必要な情報を得た上で意図的になされたものであることを認めるかもしれません。しかし彼らは、自宅に一人で戻ったときの危険についてショーンが十分に認識していないことを、危惧するかもしれません。その場合、医療スタッフにはどの程度ショーンの自律性に干渉することが許されるのでしょうか。その問題には、弱いパターナリズムと強いパターナリズムの中間のあり方を考えてみる必要があるかもしれません。

まとめ 二―一

仁恵の原則。

＊看護師には患者を危害から守り、その健康と福利を促進する義務がある。

＊この原則は、多くの看護業務規定に定められている。

＊患者を保護するための行為。
パターナリズム。

＊弱いパターナリズム――非自律的な患者（昏睡患者、認知症患者、恐怖に怯えている患者など）の危害を防ぎ、患者を守ろうとするもの。

＊強いパターナリズム――自律的な患者の危害を防ぎ、患者を守ろうとするもの。自律の原則と仁恵の原則が衝突するときには、仁恵の原則が優先される。

自律性を促す

先に述べたように、自律性の原則は、看護師に消極的義務と積極的義務を課す。これまでは、看護師に課される消極的義務――自分の健康に関して患者が下した実質的に自律的な決定に、干渉したり制限を設けたりしないという義務――について考察してきた。

この項では、看護師の積極的義務――自分の担当患者に自律性をもたせ、それを高めるという義務――について考察する。

次の事例は、ある保健師が直面した、クライアントの家族に関わる問題を取り上げたものである。この事例は、患者の自律性を高めようとする際に生じる問題を明らかにするであろう。

事例二―二　患者、介護者、保健師

アイリーンは、アイルランド西部の小さな町の保健師である。彼女は定期的に、肺がんの末期で余命三か月と言われているウィリアム・マーフィー氏を訪問している。そこで彼女は、ウィリアムの娘のアンとも親しくなった。

アンは現在五二歳であるが、二年前に母親が亡くなるまで、その土地の郵便局で働いていた。母親の死とともに彼女は休職し、家で父親の介護をしている。最近、アイリーンが訪問したとき、アンは、左の乳首に痛みを伴う腫れ物があることをアイリーンに告げた。彼女がひどく躊躇した後でアイリーンに胸を見せたとき、アイリーンはすぐに懸念をもった。その腫れ物は何かの塗布剤か洗剤に対する単なるアレルギー反応かもしれない。しかし、片方の乳房にできる乳がんの一種かもしれない。そのがんは、最初発疹ができてから、次第に痛みを伴う腫れ物になっていくのである。

アンは、二か月前に近所の開業医に診てもらい、抗生物質の軟膏を処方されていた。しかし、状態が改善しなかったので、再診のときに、彼女は地域の病院で乳房のX線検査を受けるように勧められたのだった。しかし彼女は、そんなことは出来ないと断った。こんな時に父親を一人にすることはできないし、悪い結果がでたら平静ではいられず、それを父親に隠すことが出来ないのではないか、と考えたからである。要するに、彼女は自分の状態は心配なのだが、真実を知りたくないのである。彼女は次の診察の予約はせず、父親が亡くなったあとで改めてその問題を考えることにした。

アイリーンは、それ以上アンの気持ちをかき乱したくはなかった。しかし、もしアンが実際に乳がんだったとしたら、早く手をうたなければならない。医師は彼女の状態についてどの程度アンに知らせたのだろうか。ガンの可能性については話したのだろうか。アイリーンは、アンが正しい判断をするのを助けるにはどうすればよいか、一生懸命考えた。

この事例に出てくる人々は、それぞれ問題や葛藤を抱えている。アンは、深刻なものかもしれない病気の治療を後回しにして、もうしばらく父親と一緒にいることにするか、父親が最後の数週間を自分と一緒に過ごせなくなる恐れがあっても治療を受けるか、決めなければならない。保健師のアイリーンは、倫理的な問題に直面している。アンが明らかに自律的に選択したこと――すなわち自分の病気について知りたくないという選択――に干渉することは許されるのか。保健師には、患者、家族、介護者に対する義務がどの程度あるのか。

この項の目的は、自律の原則が課す積極的義務を検討することである。したがって、アンの自律性を高めるためにアイリーンはどうすべきかという点に、問題を絞ることにしよう。

自律性を促す

アイリーンは、想定される病気についてもっと詳しくアンに教えれば、アンに対する自分の倫理的義務は果たされると考えるかもしれない。その場合、医療者と患者との関係は、提供者と受益者、あるいは専門家と素人という契約的な関係になる。そこでは、医療者の任務は、病気の内容、可能な治療、そのリスクと利点などを、患者に、きちんと教えることである。この契約モデルに基づけば、医療者と患者は、それぞれ異なる任務と義務を有する契約当事者となる。この契約モデルにおいては、医療者は情報を完全に伝えることによって患者の自律性をうながし、患者は自分自身で決定を下すのである。

しかし契約モデルは、心身が極度に弱り、実質的に自律的な決定を下すことが出来ない人間に対しては、有効ではない。病気になると、価値観、信条、欲求がはっきりしなくなり、それらに基づいて一貫した行動をとるのは困難になる。また、病気のことを考えて、人々が自分の欲求を抑えようとすることも軽視できない。アンとウィリアムの場合も、病気のせいで安定がくずれ、どうすべきか決断することが困難になっている。このような場合、どうすればよいのだろうか。

我々は、契約モデルに代わる方法として、「ナラティヴ（物語）」とコンテクストを重視するアプローチを提案したい。この「ナラティヴ」を中心にする方法は、患者が不安定であることを認めながら患者の物語を重視し、それを周囲の人々の物語や医学的データに照らして修正し、妥当な決定を下そうとするものである（McCarthy 2003 ; Parker 2001 : 304–11 ; MacKenzie and Stoljar 2000）。

その場合、看護師の役割は大きくなる。看護師は、患者に情報を提供するだけではなく、患者が何を望みどうするつもりなのかということを明らかにさせ、彼らがそれに適した治療（あるいは治療の保留）を選ぶことができるようにしなければならない。患者には自分が望むものが分かっていない（あるいは、いくつかの相反することを望んでいる）可能性があるからである。

ここで重要なのは、情報を与える者と決定を下す者という、看護師と患者の立場の違いを確認することではなく、患者と看護師が相互に依存しあっていることを認識することである。先の事例のアンは、アイリーンに依存している。彼女は、自分の健康と父親に対する懸念を抱きながら、自分の信条や価値観に基づいた選択を行うときに、アイリーンが自分をサポートしてくれることを信じている。アイリーンもアンに依存している。彼女がウィリアムとアンに対する義務を果たすためには、アンの協力が不可欠である。その場合、情報は、一方的に与えられるのではなく相互に与えられ、分かち合われるのである。そこでは、情報の提供と同時に、対話やボディ・ランゲージによるコミュニケーションが行われ、決定は相互的なプロセスになる。

看護師は、患者のアドボケイト（権利の擁護者）としての役割を果たすためにも、患者の自律性を高める必要がある。フライとジョンストンは、患者のアドボケイトとしての看護師の役割は、コミュニケーションとサポートが中心になると考えている。

> 看護師は、患者が自分の欲求、利益、選択を、自分自身の価値観や生活様式に基づいて検討できるように、サポートする人間である（Fry and Johnstone 2002 : 38）。

アドボカシーとアドボケイトに関する説明は、第四章で行なう。また、ナラティヴについては、第十九章に詳しい説明がある。

読者に

アイリーンが直面している問題を整理してみましょう。アイリーンはどうすべきだと思いますか。

この事例二－二のような場合には、よいコミュニケーションをはかることがとくに重要になる。家庭を訪問する保健師が効果的なケアを行うためには、保健師（アイリーン）、患者（ウィリアム）、介護者（アン）三者の間の協力関係が不可欠である。保健師や地域看護師は、一般病院に勤務している看護師たちとは異なり、ケアする相手やその家族と何年にも及ぶ長期の関係を結ぶことになる。

まず、アンもアイリーンも、もっと（たとえば家族のなかに乳がんになった者がいないかなど）情報を集める必要がある。アンの年齢も問題になる。アイリーンはさらに、アンの最大の問題は何であるのか、明らかにしなければならない。父親に話すことだろうか。いまのところ、ウィリアムに話しても、不必要に彼を心配させるような深刻な病気であるという証拠はない。

アイリーンは、乳がんであった場合に（あるいは単なる良性の腫瘍であった場合に）どうするかということについて、アンと話し合うことになろう。彼女は、いずれの場合にも父親を一人にしないでも済む方法を、アンと一緒に考えるであろう。乳房X線検査を受けるには四週間から六週間待つことになるので、アンはすぐに予約をするかもしれない。検査までのあいだに、予約を取り消すチャンスもあるし、自分が置かれている状況をよく考える時間もある。彼女は近所の開業医に、腫瘍のスワブ（組織標本）を検査機関に送り、最初に処方された抗生物質の適合性を調べてもらうように頼むかもしれない。アイリーンは、アンに乳房X線検査を受けるあいだウィリアムを親戚の人に見てもらうように助言し、アンの検査に同行することを申し出るかもしれない。

アイリーンは、アンの相談にのっているうちに、状況に即した見方をすることができるようになる。アンの健康状態とウィリアムの健康状態、彼らの価値観、彼らが望んでいることなどを総合的に関連づけた見方である。それによって、アンが自分の病気に関する決定を行うときに、父親との関係や父親の病気が重要な意味をもつことが明らかになるであろう。ウィリアムもアンも、相手と無関係に選択や決定を行っているわけではない。彼らは互いに深く関わり合っており、彼らの問題は、彼らの現在の健康状態だけではなく、多くの事柄に関わっているのである。そのことについて、倫理学者のトマス・ヒルは、次のように述べている。

人々の自律性を尊重するためには、彼らの同意なく彼らの生活を「管理」しようとする誘惑を退けなければならない。しかしそれは、私たちが人々と情報を分かち合い、自分が彼らに依存していることを認め、彼らの助言を受け入れ、人々のために自己を犠牲にすることを否定するものではない。自律の権利は、人々が自分自身の選択を行うことを許すが、どんな選択をするかということを規制するものではない（Hill 1991 : 49）。

コミュニケーションを中心にする方法の欠点の一つは、看護師や保健師には、その種の話し合いをする時間や技術がないということである。明らかに、アイリーンは多くのクライアントを抱えており、時間の余裕がない。彼女は、アンのために時間や労力を割くと、ウィリアムに対する本来の仕事に支障がでると思うかもしれない。また、アイルランドには、パターナリスティックな医療が行われてきた長い伝統があるので、アイリーンが自分の価値観をアンの価値観だと勘違いする可能性もある。彼女は、無意識にそして全くの善意から、自分の価値観をアンに押し付けるかもしれない。ここで、倫理学者のハワード・ブローディが共感について語っていることを見ておきたい。

自律性や独立心が重視される文化では、病人以外は、ほとんどの人間が健全に自立して暮らしているように思われている。また、苦しんでいる人々に手を差し伸べるのは、完全な人間であると考えられている。しかし、自分自身が基本的に不完全で弱い人間であるという自覚がなければ、共感をもつことも証人になることもできないのである。悩む者に同じ人間として寄り添うためには、自分自身が変わらなければならない。今日は私が誰かの苦しみに耳を傾け、明日はその人間（あるいは誰か別の人間）が私の悩みを聴いてくれる。今日は私が苦しんでいる者の話を聴くことによってその苦しみを癒し、明日はその人間が私を癒してくれる。その人間の話は、私が自分の悩みをはっきりさせそれに対処できるようにしてくれる手本になるのである（Brody 1987 : 21–2）。

ブローディによれば、共感するということは、「相手の立場に立って」その痛みを理解することではない。私たちは、他人の痛みを完全に理解することはできないのである。他人は私たちにとって常に「他者」であり、互いの違いは、相互理解という傘のもとに吸収されることを拒み、いつまでも消えることはないのである。共感に必要なのは、私たちが自分自身の弱さと欠陥を自覚し、（強い健常者としてではなく）弱者や病者と「同じ人間として」その傍らに寄り添うことである。あなたの言うことはよく分かる、私には理解できるといくら言っても、患者を安心させることは出来ない。看護師に出来るのは、ただ、じっと耳を傾けて患者の話を聴いていることを分かってもらうことだけである。その場合、患者の痛みや弱さに動かされない看護師はいない。彼らは患者との間に隔たりをもたず、患者と深く関わるのである。

状況が異なれば、異なった対応が求められる。患者の自律性を守るときにも、様々な対応の仕方が必要になる。たとえば、患者の方から情報とサポートを求める場合、患者が自分と一緒にあるいは自分に代わって決定することを看護師に求める場合、患者がよく考えるための時間を必要としている場合の対応は、それぞれ異なるのである。看護師にとって最もむずかしい対応を迫られるのは、「同じ人間」――自分自身の弱さを抱えながら十分な強さを持ち、ひとの痛みを理解してその証人となることができる人間――として傍らに居ることを、患者に求められる場合である（McCarthy 2004 : 65–71）。

読者に

本章の最初の事例（事例二－一）に「ナラティヴ」を中心にした方法を当てはめてみましょう。その場合、ショーンに対する医療チームの対応は、どうなると思いますか。

医療チームは、時間をかけてショーンの話に耳を傾け、ショーンが最もやりたいと思っていることは何なのか、理解しようとするであろう。彼のガーデニングへの関心を満たすものを、病院でも見つけることはできないだろうか。彼が自分の家の話をするのは、何か別の心配ごとを覆い隠すためのものではないだろうか。彼らは、その希望を叶えることになるかどうかはともかく、まずショーンの希望を認め理解することから始めるであろう。

まとめ　二－二

契約的関係によって患者の自律性を促す。

＊患者を、自主的に決定を下す者として扱う。

＊看護師を医療の提供者、患者をその利用者と見なす。

＊病気の詳細と行う治療のリスクや利点を、患者に知らせる。

＊患者との間に距離をおく。
ナラティヴによって患者の自律性を促す。
＊決定を下す患者の弱さを認める。
＊決定を下す患者と相互に依存しあう。
＊情報の開示を双方向のコミュニケーションと考える。
＊患者に深く関わる。

結論

この章では、自律性尊重の原則が重要であることを説き、二つの事例を挙げた。それに関連して、仁恵の原則を考察し、自律と仁恵の葛藤について述べた。そして最後に、自律を促すための二種類の方法を示した。

この章の終わりにあたって、必ずしもすべての者が自律性を重視しているわけではないことを述べておかなければならない。多くの者が、欧米の民主主義では個人の自律と個人の権利があまりにも重視されるために、弱者や共同体にしわ寄せがきていることを指摘する（詳細については第十九章参照）。この問題については、最初の事例で、ショーンの希望を叶えることと、晩になると彼の行動に悩まされる他のすべての患者を守ることとの葛藤について述べたときにも、触れてある。

ドナ・ディキンソン（2001）は、基本的には患者の自律の重要性を信じている倫理学者である。しかし彼女は、欧米の法律や倫理学は医学的判断よりも患者の権利を重視することを指摘し、「アイルランド、イタリア、スペインの例を見れば分かるように、その考え方は普遍的なものではない。『患者には、医師の指示に従って自分の健康と幸福を守る義務がある』というのが、アイルランドにおける一般的な考え方なのだ」と述べるのである（Dickenson 2001：285）。

読者に

自律の概念は、アイルランドや南欧の一部の国では、日本と同じように、必ずしも当然のものとは考えられていません。あなた自身は、自律やパターナリズムについて、どのように考えていますか。

以下の章でも、引き続き、医療における自律の問題を考察する。患者への真実の告知の問題を第三・四章で、患者の秘密保持の問題を第五・六章で、治療の選択に必要なインフォームド・コンセントの問題を第七・八章で、それぞれ扱うことにしたい。

＊以下の語については、巻末の用語解説を参照のこと。
アドボカシー（advocacy）　**仁恵**（beneficence）　**契約モデル**（contractual model）　**公平さ**（impartiality）　**無危害**（non-maleficence）　**パターナリズム**（paternalism）**強いパターナリズム**（strong paternalism）　**弱いパターナリズム**（weak paternalism）

第三章　真実を告げる

本章で学ぶこと

＊真実の告知に関する二種類の道徳理論。
＊真実の告知が患者の自己決定能力を高めること。
＊真実の告知を原則にする理由。
＊真実を告げない理由。
＊「治療上の特例」（治療上の理由で診断結果を告げないこと）。

はじめに

本当のことを言ってくれると思っていた相手に嘘をつかれると、怒り、困惑、悲しみ、不信感、疑念など、様々な感情が沸き起こってくる。それは、人間関係を良好に保つためには、相手への信頼が不可欠であることを示している。患者と医療者との間には、堅固な信頼関係が築かれていなければならない。いったん信頼が失われると、患者は安心して医療者に身を委ねることが出来なくなる。看護師や医師が患者を欺くことは、彼ら自身の良心の問題であるばかりか、医療そのものに深刻な影響を及ぼしかねない問題なのである。

第一章で述べたように、自律というのは、ものごとを自分で決めることである。患者が、どう生きるか、どのような治療を受けるかということを決めるためには、自分の病状や病気の特徴について、正確に知る必要がある。したがって、患者の自律性を尊重しようとするのであれば、診断結果をごまかさないで伝えなければならない。

患者の自律性を尊重し診断結果について真実を伝えるという考え方の背後には、長い哲学の伝統がある。ここで、真実の告知と個人の自律性の尊重を重視する、二つの伝統的な理論を見ておくことにしたい。

カント――義務論

一八世紀のドイツの哲学者イマヌエル・カントは、我々はどんな時でも真実を語らなければならないと説き、義務論を唱えた。Deontology（義務論）という語は、ギリシア語のdeon（義務）とlogos（理法）という語に由来する。義務論では、行為の善悪は、義務としてなすべきことを行っているか否かによって判断される。カントは理性を重視し、私たちに行為の善悪が分かるのは、理性、内なる良心、道徳的直観、神の導きによると考えた。カントによれば、人間には、善悪を判断できる能力が生来備わっている。私たちは、その能力によって、道徳律が私たちに課すことを知るのである。

カントの義務論によれば、ある種の行為は本質的に間違っている。本質的に間違っている行為は、その行為によってどんなによい結果が予想されるとしても、行うことは許されない。結果は行為を正当化する根拠にはならないのである。たとえば、無実の人間を拷問するのは本質的に間違っているということは、その拷問によって（重大な情報が得られるなど）どんなによい結果が得られるとしても、その拷問は正当化できないということを意味する。同様に、嘘をつくことは倫理的に許されないということは、嘘をつく者とつかれる者にとってどんなによい結果がもたらされるとしても、嘘をつくことは正当化できないということを意味する。

なぜ、無実の人間を拷問したり嘘をついたりすることは、どんなによい結果が得られるとしても、正当化されないのだろうか。カントは、『徳の形而上学的原理』（1797）で、人間の尊厳は、真実を告げることによって守られると述べている。正しい行為は人間の尊厳をまもり人間に対する敬意を促す。それに対して、嘘をつくことは、嘘をつく者とつかれる者の尊厳と敬意を失わせるのである。

道徳的存在者としての人間にとって、自分自身に対する義務にそむく行為のなかで最大のものは、真実を語ることの反対、すなわち虚言である。虚言には不名誉が伴うが、その不名誉は、虚言をもちいる人間に影のようにつきまとう。虚言を用いることは、人間としての尊厳を放棄するものである。虚言は一般に意図的な虚偽であるが、虚言が非難されるのは、他人に対して害を与えるからではない。悪い結果を避けるために、虚言を用いる場合もあるのである。しかし、どんな目的のためであっても、虚言をもちいるのは、自分自身の人格に対する犯罪であり、自分自身の目に自分を軽蔑すべきものとして映し出すことになる卑しむべき行為なのである（Kant 1968：90–91）。

この厳格な義務論の立場からすると、どんな理由であれ――親切心や思いやりからであっても――嘘をつくのは間違っている。それは、嘘をつく者の人格をひどく傷つけるからである。さらに、嘘をつくことは、相手の自律性を尊重せず、自分の目的のための手段として相手を用いることになる。すなわち、つらい事実を伝えるよりも、嘘をついたほうが自分自身にとって楽なのである。カントは「虚言を用いるのは自分自身の人格に対する犯罪である」と述べ、「困難な状況を逃れるためには、虚言を用いてもよいのではないか」という問いには、絶対的にノーと答えるのである。カント哲学においては、動機が何であれ、どんなによい結果が予想されても、嘘をつくことは間違っている。結果は、行為の倫理性には関わりがないのである。

カントの「定言的命令」は、このように、ある種の行為を完全に否定する。私たちは、「自分が今しようとしていることを、同じ状況になったすべての人間がすることを自分は望むだろうか」と問うことによって、自分が何をなすべきかが分かる。もしこの問いにイエスと答えることができなければ、私たちは立ち止まって、その理由を問わなければならない。自分はなぜ、すべての人間がそうすることを望まないのか、と。

読者に

①虚言は常に悪いことだというカントの考えについて、あなたはどう考えますか。あなたは嘘をつくことが正当化される場合があると思いますか。

②あなたは、虚言は自己と他人の人格を傷つける重大な罪であるというカントの言葉をどう思いますか。

③信頼していた人間があなたに嘘をつき、後になってそのことを知ったという経験をしたことがありますか。騙されたことについてどう感じましたか。それは、嘘をつくことがなぜいけないのか、ということを考える際の助けになりますか。

結果を重視する功利主義

義務論は、功利主義のような道徳理論とは著しく異なる。義務論が（結果がどうであれ）ある種の行為を絶対的に間違っているとするのに対して、功利主義は、結果主義の理論である。すなわち、結果によって、行為の倫理性を判断するのである。行為はそれ自体では善でも悪でもない。行為の善悪は、その結果がどうなるかということによって測られる。幸福をもたらす行為は倫理的行為であり、相手に苦しみを与えたり自信を喪失させたりするのは非倫理的行為である。功利主義の問題は、行為の結果を予想しなければならないという責任が生じることである。功利主義は、医療経済、政治、社会政策において広く用いられている道徳理論であるが、その問題点については、第十八章で改めて取り上げることにしたい。

ジョン・スチュアート・ミル――功利主義

一九世紀の著名な功利主義哲学者ジョン・スチュアート・ミルは、カントの説を熟知していた。そのことは、彼が著した有名な「功利主義論」を見れば分かる。カントは、結果は行為の倫理性とは無関係であると述べたが、ミルは、「全体的に最善の結果をもたらすことをなせ」という功利主義の立場を採った。彼は、嘘が相手を害から守る可能性がある場合には嘘をつくべきだと考え、個人や社会に幸福と福利をもたらす虚言を擁護した。功利主義は、人々にとっての善悪を、人々が望んでいることを規準にして判断する。この考え方は、抽象的な規則、神の導き、直観などに基づいて行為の倫理性を判断する義務論とは、対照的である。しかし、ある行為の結果がどうなるかということを正確に測るのは、非常にむずかしい。本章で取り上げる事例のように、起こりうる結果を予想するのは、不可能に近いのである。

まとめ　三―一

カントの義務論

一、虚言を用いるのは本質的に間違っている。
二、虚言は道徳律に反する。
三、虚言は、相手と自分自身を貶めるものである。
四、虚言は、どんなによい結果をもたらしても、正当化されない。

結果主義・功利主義

一、常に（あるいは本質的に）間違っている行為というものはない。
二、虚言の善悪は、その結果によって決められる。
三、その結果は、幸福を増大し苦しみを減じるものでなければならない。
四、結果を予想するのは非常にむずかしく、本人や周辺の事情を熟知している必要がある。

事例三―一　真実を告げてはならないという指示に従うべきか。

セアラは、四〇歳の既婚女性で、一四歳と八歳の子どもがいる。臨床試験で、手術不能の脳腫瘍が見つかった。予後は一年以内とのことである。夫のポールには診断結果が告げられたが、セアラには告げられていない。ポールが担当医に、妻には告げないで欲しいと頼んだのである。担当医は、不本意ながら夫の頼みを聞き入れ、看護師たちにそのことを伝えた。家族、医師、看護師、その病棟の補助職員たちは、セアラの診断結果を知っていたが、誰も彼女には告げなかった。彼女の看護は非常にむずかしかった。いつも彼女が「私は自分が深刻な病気に罹っていることが分かるのです」とか「私はどこが悪いのですか」と言うのである。彼女には、なぜ検査結果についての話し合いが行なわれないのか、理解できない。ポールも、慰めたり安心させようとするだけで、何も言ってくれない。セアラには、彼が検査結果が分からないことを、自分ほど気にしていないように思われた。

私はその病棟の看護師だったが、なるべくこの患者には関わらないようにしていた。彼女に病状を話して欲しいと直接言われることを恐れたのである。彼女のケアをするときには、明るくてきぱきと、ただし大急ぎで、仕事をするようにしていた。私には自分が彼女との接触を避けていることが分かっていた。看護師であれば――とくに患者に訊かれた場合には――何も言わないことは不可能だからである。私は、この欺瞞に加担していることから来る罪の意識にさいなまれた。見舞いにやって来たセアラの子どもたちに「ママはもうすぐよくなるの?」「いつ退院できるの?」と訊かれたりすると、一層つらくなった。私は、医師が彼女と夫のポールに話している内容を正確には知らなかったので、自分がうっかり何かを言ってしまうのではないかと心配だった。私自身はセアラが自分自身の生命に関わることをきちんと知る権利があると考えていたので、良心の葛藤に悩まされた。

エビデンスに基づく倫理学——話に注意を向ける

看護に関する文献で「エビデンスに基づく看護」が重視されている。そこで「エビデンス（証拠・根拠）」とされるのは、看護の改善を目標にした様々な系統的研究が明らかにしている事実である。「エビデンスに基づく倫理学」も、「エビデンス」の概念を用いる。ここで「エビデンス」とされるのは、注意深く系統的に行なわれる患者の観察、患者や他の医療スタッフとの話し合い、それらの記録、などを通して集められたデータである。前述の事例のセアラは、自分の病状を詳しく知りたいと思っていることのエビデンスを、看護師や医師や家族に与えつづけている。

シセラ・ボクは、末期患者に真実を告げることについて、次のように述べている。

とくに、末期患者には事実が知らされないことが多い。彼らは非常に傷つきやすく、知る必要のあることを自分から訊ねたり、自分の自律性を守るための行動をとることがほとんど出来ない。心身が極度に弱っていることが、他人にコントロールされる可能性を増大させる。そして、そのコントロールに対して何もできないという不安が、長引く痛み、無力感、不安、認知症への恐れ、人の重荷になっているという意識を倍増させるのである（Bok 1978 : 244–5）。

ボクのこの指摘は、セアラにも当てはまるように思われる。この事例で最初に気づくのは、患者セアラの恐怖、心配、困惑、懸念、不安だからである。セアラは、自分が質問すると医師や看護師たちが黙ってしまうことに当惑し、不安を覚えている。検査結果についてなぜ誰も話してくれないのか、彼女にはまったく理解できない。看護師の態度が以前とは変り、会話を避けたり病室からすぐ出て行くことにも、彼女は明らかに気づいている。

読者に

この事例をもう一度読み直してみましょう。功利主義の立場に立つとすれば、いくら困難であっても、結果を予想する必要があります。そこで問われるのは、セアラに真実を告げないことには正当な理由があるのかということです。あなたは、次の質問にどう答えますか。

①セアラに告げないほうが、告げた場合よりもよい結果をもたらすのか。それは、誰にとってよい結果なのか。

②病状をセアラに告げた場合（あるいは告げない場合）、どのような結果が予想されるか。

カント的義務論の立場に立つとすれば、真実を告げないのは間違っています。セアラが知ることを妨げるのは、彼女を他人の目的の手段として扱うことになります。それは、具体的にはどういうことを意味すると思いますか。

強いパターナリズム——理性的選択を妨げるもの

セアラの夫と医師の行動には、強いパターナリズムが見られる。強いパターナリズムは、自己決定能力のある人間の自由な選択を妨げる行為である。その動機は、仁恵的なものかもしれない。しかし、それは本当に患者の幸福のためなのか、自分を守るためのものではないのか、ということを確かめてみる必要がある。トマス・ヒルは「自律の権利」と「理性的な決定者」について、次のように述べている。

> 自律の権利とは、他人の干渉を受けないで自分自身の選択を行なう権利である。その権利に対する干渉には、不当な脅し、巧みな誘導、選択肢の隠蔽や歪曲などがある。理性的な決定者は、明晰な判断力と問題を的確に処理する能力を備えている必要があるが、それと同時に、解決すべき問題とそれに関連した事柄を、現実的、全体的に見ることができなければならない。したがって、人々を自由に操りたければ、情報のすべてを開示せず、必要な証拠を隠し、問題の詳細を正確に示さず、誤ったヒントを与えればよいのである（Hill 1991 : 32–3）。

「真実の告知」の原則を守る

患者の自主性を尊重するためには、「真実の告知」の原則を守る必要がある。

医療者は、
一、患者に一時的ショック以上の深刻な危害を与える可能性がない限り、
二、真実の診断結果を、
三、患者に分かる言葉で、
四、適切な方法を用いて、患者に告げなければならない。

読者に

①真実を告げることに関して、これ以外に注意すべきことがあれば、述べなさい。
②セアラは診断結果を知らされた場合、深刻な打撃を受けると思いますか。

真実を告げない理由

真実を告げない理由として挙げられているものをまとめると、次の三つに大別できる。

一、**患者の無知**——真実を話しても、患者には理解できない。
二、**患者の要請**——患者は知りたくないと思っており、そのことをはっきり表明している。
三、**無危害原則**——真実を話すと、患者に危害を与える恐れがある。(Higgs 1999 : 511)

そもそも、患者に理解できないようなことまで言う必要があるだろうか。高度な理解力が求められるとすれば、医師以外の患者は、診断結果を訊くことができなくなってしまう。真実を告げる医療者の義務は、患者に分かる言葉で説明することであるのを忘れてはならない。セアラの場合、彼女が脳腫瘍に関する医師の説明を理解できないという根拠はない。したがって、第一の理由はセアラには当てはまらない。

セアラは、病気についての説明を、繰り返し医療スタッフに求めている。どんな患者でも、深刻な病気であることを告げられることを好む者はいない。それを聞いてショックを受けるのは、ごく当然のことである。しかし、悪い知らせを聞けば相手がショックを受けるだろうと思ったとしても、それを相手が知りたがっていないという根拠にするのは間違っている。セアラは本当に知りたがっているのである。したがって、第二の理由もセアラには当てはまらない（次の章で取り上げるマイケルの場合は、明らかに知ることを拒んでいる）。

第三の理由を主張するには、予想される危害のエビデンスをきちんと示す必要がある。しかし、エビデンスを示すのはむずかしい。知らせないことは、本当にセアラのためになるのか。看護師は気持ちが落ち着かない。それは、セアラに本当のことを言わないエビデンスが見出せないからではないだろうか。

読者に

①あなたは、セアラのために一番よいのはどうすることだと思いますか。あなたならどうするか、次のなかから選び、その理由も述べなさい。
*セアラとの接触を避ける。
*どうすべきか、ほかのスタッフと話し合う。
*検査結果について、本当のことは言わない。
*検査結果を知らせ、きちんとケアすることを約束する。
②この看護師がおかれている状況を考えてみましょう。彼女は、セアラに検査結果を知らせないという決定に従っていますが、その決定自体には関与していません。それは、彼女の倫理観に反した決定です。この状況の中で、彼女ができることは何でしょうか。あなたが彼女であれば、このジレンマにどう対処しますか。

倫理原則と例外

私たちは、いろいろな機会に、インフォームド・コンセント、真実の告知、守秘義務、自律の制限などに関する自分の考えと、そう考える理由について、説明を求められることがある。倫理的であろうとするならば、いつでも自分の考えや言動の理由を説明することができなければならない。この事例に関しては、まず、真実の告知を原則にする理由を説明する必要がある。次に、例外を認める場合の理由説明を行なわなければならない。セアラの医師は、原則的には真実を告げるべきだと考えており、セアラについては、そうすべきではないと判断したのかもしれない。もしそうだとすれば、この医師は、真実を告げるという一般原則に対して、例外的な行為を選択したことになる。その場合、彼はその理由を明らかにする必要がある。

倫理原則は、私たちが守りたいと考える基本的な価値を表わしたものである。一般原則は重んじなければならないが、それと同時に、その原則が保留される状況――別の価値のほうが重要であるような状況――があることも、認める必要がある。一般原則の規定は、すべての場合にではなく、多くの場合に適用され機能するのである。

例外と自己欺瞞の危険性

ある原則を守るよりも例外を認めることのほうが多くなっているとすれば、私たちは、その原則に対して、疑問を抱き始めている可能性がある。あるいは、その原則を信じてはいても、例外的措置が繰り返しとられることによって、その確信が揺らぎ始めているという可能性もある。一般原則を受け入れるということは、人類が築いてきた価値を認めるということである。私たちは、特定の価値の倫理的重要性を認めることによって、それに関連した「倫理規範」を受け入れるのである。「原則として真実を告知する」という規範を支えているのは、個人の自律性の尊重という価値観である。本当のことが分からなければ、自分の健康や病気について重要な決定を行うことはできないのである。
例外的措置にはつねに必要なことであるが、ある患者を例外として扱う場合には、その理由をきちんと示さなければならない。そのためには、患者や病気に関する一般的な事柄やその患者本人に関する事柄を、様々な側面から検討する必要がある。

イマヌエル・カントは虚言を用いることを禁じ、その例外を認めなかった。定言的命令は、例外を認めないのである。カントがこのように厳格な見解をいだいたのは、私たち人間がつねに自己欺瞞に陥る危険があることを、彼が見抜いていたからである。現代の義務論者の一部は、正当な理由がある場合には例外を認めるが、それを知ったら、カントは草葉の陰で嘆くかもしれない。

真実の告知を原則にする理由

患者に真実を告げることを原則にする理由は、次の四つに大別できる（Higgs 1999 : 507–12）。

一、道徳的理由

患者には、自分の病気とその治療法に関する詳細を知る権利がある。人間には自分の生活を自分でコントロールしたいという欲求があるが、病気や治療法について本人に教えないのは、その欲求を無視し、選択の自由を奪うものである。

二、**治療上の理由**

患者が、何の治療を受けているのか、治療の選択肢にはどういうものがあるのか、なぜ医師や看護師が特定の治療法を勧めるのかということを知っていれば、治療や感情面のケアが容易になる。その場合、医師や看護師が勧めるもの以外の治療法について、患者が訊くチャンスを与えられていることが前提になる。

三、**心理的理由**

診断結果を知らされると同時に希望を与えられることによって、患者は孤独感から救われる。できるだけの手を尽くすという言葉を聞けば、患者は安心し、それほど恐怖を覚えなくなる。また、治療や痛みの緩和の詳細が分かれば、患者は、医師、看護師、家族に助けを求めることができる。

四、**実際的理由**

患者は、医療者が教えなくとも、診断結果を知るであろう。いくらごまかしても、患者はいろいろ推測し、いつかは知るのである。たとえば、三―一の事例のセアラは、あれこれ考え、看護師の態度、行われた検査、治療計画などを手がかりにして、大体のことに気づいている。判断能力を有する独立した人間として扱ってもらえず、診断結果を自分自身で推測しなければならない場合、患者は医療者に対する信頼や率直さを失うことになろう。

治療上の特例

医療者は、しばしば患者の善を図るという義務を強調して、自分たちの決定を正当化する。セアラに真実を告げないことに決めた医師は、治療上の特例を用いているのであるが、この特例は、医師や医療者には、患者にとって最善のことが分かっているということを前提にしている。しかしここには、医学的専門性を倫理問題にまで広げようとする姿勢がある。治療上の特例とは、ある情報を与えると深刻な危害を患者に与える危険があると考えた場合には、医師はその情報を与えないことができるという例外的措置である。

ビーチャムとチルドレスは、治療上の特例は困難な状況を回避するために過度に用いられる可能性があると考えている。「抑うつ状態、意気阻喪状態、不安定な状態などにある患者に治療上の特例を用いる際には、その情報を開示すれば危害を与える可能性が大きいという確実な医学的判断を示さなければならない」（Beauchamp and Childress 1989 : 91）のである。

セアラに治療上の特例を用いるのは、仁恵的行為といえるだろうか。セアラは、不安を覚えてはいるが、不安定でも抑うつ状態でもない。脳腫瘍であることを告げれば、彼女は苦しみ、涙を流し、不安に駆られるかもしれない。しかし、そのことを聞く前から、彼女は不安と苦しみを覚えているのである。このケースでは、治療上の特例を用いるのは、明らかに不当である。人間は、与えられた情報を検討しながら困難な状況を乗り越えていくものであるが、自分の病気について何も教えてもらえなければ、病気に対処することはできないのである。看護師や医師は、深刻な告知にショックを受けている患者を支えられるように、相手に寄り添い、相手の話に耳を傾け、新しい道を探ることのできる能力を身につけなければならない。医療の目的を考えれば、その必要性がよく理解できるであろう。

まとめ　三―二

真実の告知

＊これは医療における基本的な倫理原則である。
＊その基盤には、個人の自律性の尊重がある。
＊それには、患者が希望をもって病気に立ち向かえるような告げ方をする能力と、相手の話に耳を傾ける姿勢が必要になる。

原則と例外

＊ある特定の状況では、例外が認められる。
＊例外には具体的な根拠を示さなければならない。
＊治療上の特例は、とくに慎重に用いる必要がある。

医師であり倫理学者であるジェイ・カッツは、良質の医療と患者を尊重するケアを実践するためには、コミュニケーションが重要であることを強調する。

医療者と患者は異なる立場にあるが、その関係は、ある意味で対等である。医療者には病気に関する知識があり、患者には自分にとって必要なものが分かっている。両者とも、最初のうちは、自分が相手に対して何を与えることができるか分からない。信頼は、行動のみによって築かれるものではなく、言葉も重要な働きをする。患者の信頼は、医療者の医療技術、決定する重荷を患者と分かち合おうとする姿勢、そのことを言葉で伝える能力にかかっている。医療者は、患者を信じるためには自分自身を信じなければならない。彼らは、自分自身の専門知識の限界を直視して認めるために、まず自分自身を信じることを学ばなければならないのである（Katz 2002 : 102）。

カッツはその著書で、医療におけるコミュニケーションが非常に限られていることを指摘している。医師や看護師がポールやセアラとのコミュニケーションをもっと図ろうと努めれば、この夫婦の恐れや希望に関する医療チームの理解がずっと深まり、この夫婦と子どもたちの「ナラティヴ（物語）」における重要な価値観や意図を知ることになろう。この家族をストーリーによって結びつけられている一つの「ナラティヴ」として考えることによって、新しい見方が生まれる。話に耳を傾けてほしいという願いをもち、援助を求めている一つの家族。この家族が愛する者の病気を理解し対処するのをどうやって助けるか。これまでセアラの質問を避けてきた医療者たちは、どうコミュニケーションをとり、どうやって診断結果の告知をフォローすべきか、真剣に考えるようになるであろう。「ナラティヴ」については、現代の道徳理論を論じる第十九章で詳しく説明することにしたい。

読者に

セアラは、質問してもまともに答えてもらえず、自分の病気を知ることができないので、治療に同意することができません。

①医師が、脳腫瘍への圧迫感を除去するためにステロイド剤を投与することに決めた場合を考えてみましょう。セアラは、看護師のあなたに「この薬は何ですか。これで治るのですか」と訊くかもしれません。あなたはどう答えますか。

②セアラは、腫瘍が進行して激しい頭痛を訴えるかもしれません。あなたは、どう説明しますか。

結論

ある治療に対する患者の同意を得るためには、患者が自分の病気と治療の目的を理解している必要がある。患者が自分の病気や治療目的を理解していなければ、同意を得るのは無理である。セアラの担当医は、夫ポールの懇願に屈して、セアラに真実を告げていない。そして彼も看護師も、セアラの質問に答えず、患者本人の真実を知りたいという意思は無視されつづけている。

本章では、二つの伝統的な道徳理論——義務論と功利主義——についての説明を行った。また、患者に真実を告げること（あるいは告げないこと）に関する様々な考え方を示し、真実を告げるという原則がもつ意味について述べた。そして、例外的措置を講ずるときには、エビデンスに基づく説明の必要があることを示した。

インフォームド・コンセントを扱う次の章で、この事例の問題点が明らかになるであろう。同意するためには、患者は自分の病気と治療の選択肢について正確に理解している必要がある。したがって、ごまかすことなく患者に真実を告げることが、インフォームド・コンセントの必要条件である。情報を開示しない場合には、インフォームド・コンセントに至る道筋を、案出しなければならない。インフォームド・コンセントのない治療を行なうことは、倫理的に許されないばかりか、治療上深刻な事態が発生した場合には告訴問題に発展する可能性がある。

＊以下の語については、巻末の用語解説を参照のこと。

自律（autonomy）　**仁恵**（beneficence）　**定言的命令**（categorical imperative）　**結果主義**（consequentialism）　**義務論**（deontological theory）　**エビデンスに基づく倫理学**（evidence-based ethics）　**ナラティヴ倫理学**（narrative model of ethics）　**真実を告げる原則**（principle of truth telling）　**強いパターナリズム**（strong paternalism）　**治療上の特例**（therapeutic privilege）　**功利主義**（utilitarianism）　**真実を告げること**（veracity）

第四章　アドボカシーとインテグリティ

本章で学ぶこと

＊良心とインテグリティの関係。
＊患者の代弁者としての看護師の務め。
＊モラル・スペースの意味と可能性。
＊意思決定における家族の役割。
＊文化の違いを考慮した告知の仕方。
＊告知の仕方が重要な意味をもつこと。

はじめに

第三章では、医療施設内のヒエラルキーや管理体制から生じる倫理問題を示した。事例三―一の病院には権限のヒエラルキーがあるため、看護師は、医師の命令にしたがって、ある欺瞞に加担している。それは彼女の信条に反することであり、彼女は良心の葛藤に悩まされている。この看護師が、患者の代弁者の役割を演じるとしたら、彼女はセアラの知る権利を主張しようとするであろう。しかしその行為は、診断結果や予後の開示に関するその病院の方針によって、阻まれることになるかもしれない。

本章では、アドボカシーにとって、良心や信条がどのような意味をもつかということを考察する。アドボカシーの役割――患者のニーズ、希望、価値観を患者のために代弁すること――には、いろいろな問題がある。患者の価値観やニーズが看護師自身の信条と相容れない場合、看護師は心の葛藤をおぼえることになろう。また、患者のためにやっていることが、他の医療者との、あるいはその医療施設で看護師の任務と見なされているものとの衝突を招く可能性もある。

インテグリティと倫理的特質

「インテグリティ」という言葉は、「誠実で信頼できること、人格が統合されていること」を表す(Beauchamp and Childress 2001 : 36)。インテグリティを有する人間は、つねに倫理規範に忠実に行動する。

インテグリティには、次の二つの側面がある。

一、感情、願望、知識その他が、互いに補い合い、矛盾なく統合されている状態。

二、倫理規範にしたがって行動し、必要があれば、それを守るために立ち上がる覚悟があること（Beauchamp and Childress 2001）。

インテグリティには、道徳的主体性（moral agency）と道徳的自律性の概念が含まれている。道徳的主体（moral agent）になるためには、自分自身の倫理観を確立しなければならない。私たちは、思春期に自分自身について考え始めたとき、自分のなかに、一連の価値観、行動基準、信条などがすでに根を下ろしていることに気づく。それらは、家族、宗教、教育制度、友人などの影響によって形成されたものであるが、自分自身の倫理観を確立するためには、それ以上のものが必要になる。ヨーとフォードは、私たちが受け継いだ道徳律を再検討する必要について、次のように述べている。

私たちは、人々が従っている規範や自分のなかにある価値観を再検討し、受け継いだ道徳律をより完全に自分のものにして、自分自身の道徳律を作りあげる。それは私たちの自律性を高め、その結果、私たちは自分自身の価値観にもとづいて行動できるようになる。私たちのインテグリティの意識は、私たちが自分自身で行動をコントロールしその責任を引き受けることによって、高まっていく（Yeo and Moorhouse 1996 : 268）。

インテグリティに欠ける人間というのは、自己欺瞞、虚偽、裏切り、偽善などを、常習的にくりかえす人間である。それらの行為は、その人間の感情、行動、信念が分離していることを表す。おそらく、基本的な信念が欠如しているのである。あるいは、正しいと信じていることがあっても、それを実践できないのである。

ビーチャムとチルドレスは、次のように述べている。

看護師が、自分の信条のせいで、困難な状況——特定の患者の看護を止めるか自分の信念を曲げるかの二者択一を迫られる状況——に直面することがある。しかしインテグリティを有する人間は、当然のことながら、信念を曲げたり自分の信条を犠牲にしたりすることはできない。だが、妥協することとインテグリティを持ち続けることは、果たして両立できないものなのだろうか。現代の医療におけるインテグリティというのは、自分の価値観は他人の価値観よりも優れているという考えを、独善的に持ちつづけることを意味するのだろうか（Beauchamp and Childress 2001 : 36)。

ビーチャムらは、当事者が、

一、自分自身の倫理観が絶対的に正しいとはかぎらないことを認め、

二、他人の考えを尊重することができるならば、

インテグリティが犠牲にされるような状況は回避できると考えている。また医療施設内の倫理委員会

や定期的な事例検討会議などを通して、私たちは自分の信条や考えを表明することもできるのである。

医療施設内に相互に尊重しあう倫理的風土があり、意見を述べる手段が確保されている場合には、人々のインテグリティが損なわれることはない（Beauchamp and Childress 2001 : 37）。

医療の決定に関する家族の役割

家族の意見が患者自身の希望と異なるとき、看護師は窮地に立たされる。第三章に示したセアラのような事例は、珍しいことではない。家族は、自分たちには、自分たちの愛する者に医療者や看護師が告げる内容を決める特権がある、と信じているのである。そのため、看護師が患者の意思を代弁する役割を引き受けると、家族の期待や要求と完全に衝突する可能性もある。

事例四－一　患者が知ることを望まない場合

マイケルは、一人暮らしをしている四〇歳の独身男性である。彼は腹部に痛みを覚えていたが、最近その痛みが激しくなり、ひどい便秘や吐き気に悩まされるようになった。母親が医者に行くように言ったとき、彼は、深刻な病気だったら自分には教えないで欲しいと母親に頼んだ。「僕はいつも『知らぬが仏』と思っているし、お医者さんが最善のことをしてくれると信じているから」と。彼はかかりつけの医師に診てもらったときも、同じ希望を伝え、母親にも言わないで欲しいと頼んだ。マイケルは、その医院の看護師にも、紹介された病院のウィルキンズ医師と専門看護師にも、診断結果を知りたくないという自分の気持ちを伝えた。検査の結果、彼は大腸がんで、リンパ節への転移も見られることが分かったが、ウィルキンズ医師は、その検査結果には触れなかった。手術や化学療法を行うには知らせるほうがよいのだが、彼は、地域の病院に入院の手配をしてあることだけを伝えた。

ウィルキンズ医師は、病棟の担当看護師デイヴィド・ジェニングズにマイケルの検査結果を伝え、自分は、結果を聞きたくないという本人の意思を尊重するつもりだと述べた。そしてマイケルには、必ずよくなるから安心して治療に専念するようにと言った。デイヴィド・ジェニングズは、マイケルの頼みをそんなに安易に受け入れるのはどうかと思ったが、マイケルの母親がすでに病院に来ていることを伝えた。母親は、マイケルはどこが悪いのか、どういう治療をするのかということについて、自分には知る権利があると主張した。ウィルキンズ医師は、母親に言わないで欲しいとマイケルに言われてはいたが、母親には彼の病状を話すことにし、そのことを看護師のジェニングズに伝えた。

ウィルキンズ医師は、マイケルの頼みを聞き入れることは、

一、患者の自律性を尊重することになり、

二、患者の病状を改善させる仁恵的行為である、

と確信している。ウィルキンズ医師が診断結果を伝えないのは、「患者が知ることを望んでいない」からである。

読者に

①あなたは、マイケルのストーリーを、もっと知る必要があると思いますか。彼はなぜ自分の病状を知りたがらないのだと思いますか。
②なぜ彼は、看護師たちにも自分の希望を告げるのでしょうか。
③ウィルキンズ医師はなぜマイケルの母親に彼の病状を話すことにしたのだと思いますか。あなたならどうしますか。その理由も述べなさい。

患者が診断結果を知りたくないと言ったからといって、それでコミュニケーションが終わりになるわけではない。この事例に関しては、マイケルとの話をつづけることによって、何かが明らかになるかもしれない。知りたくないという言葉の裏には、死ぬことや寝たきりになることへの恐怖が潜んでいるのかもしれない。真実を告げないで欲しいという言葉は、実は、話し合いたいという意思表示なのかもしれないのである。

同意のあるパターナリズム

自分の病気について知りたくないというマイケルの言葉は、情報開示には同意しないという意思表示（非開示に同意するという意思表示）である。この情報開示への不同意は、治療上、困った問題を引き起こす。たとえば、手術その他の侵襲的処置にはインフォームド・コンセントが必要になるが、自分の病状を知らない患者からインフォームド・コンセントを得るのは、非常に難しい。

情報開示を望まない患者は、意思決定の権利を家族に委ねることが多い。しかしこの事例のマイケルは、母親ではなく、医師や看護師に決定権を託している。すなわち彼は、医療者がパターナリズムを行使することに、明瞭な同意を与えている。彼らは、マイケルの同意なしに、また、ほかの治療法について話し合うこともなく、決定を下す権限を与えられているのである。

しかし、このような場合には、最終的な決定を即座に下すのはやめたほうがよい。対話をつづけ、新しい検査を行なった結果、知りたくないというマイケルの希望を見直す必要が出てくるかもしれないからである。

ヨーとムアハウスは、自律性の観点から重要なのは、患者が何を本当に望んでいるのかを特定することだと述べている。マイケルは、知る権利を放棄しているように思われる。どうしても彼に知らせようとするのは、知る権利と知る義務を混同することになる（Yeo and Moorhouse 1996 : 164）。自律性の尊重とは、私たちが彼らの義務と考えることを人々に強《し》いないということである。

まとめ　四—一

同意のあるパターナリズム

このパターナリズムが行使されるのは、患者が、

一、医療・看護スタッフによる決定を受け入れることに同意しており、

二、診断結果、予後、治療の選択肢を知る権利を放棄することに同意しており、

三、知ることを拒否する権利を行使している、場合である。このパターナリズムは、

四、明白な同意が必要な医学的介入（診断や治療）を行うときや、

五、患者の理解がなければ治療を行うことができないときに、厄介な問題を引き起こすことになる。

文化の違いを尊重する

欧米（とくに北米）では、通常、判断能力のある患者の意思決定には、家族は口を出さない。この二〇年間、欧米の医療倫理は、患者の自律性と個人の自己決定権の重要性を強調してきた。しかし他の文化圏では、その重要性が無批判に受け入れられているわけではない。患者に真実を告げるという原則が絶対的なものではないことを、私たちはわきまえておかなければならない。とくに、欧米とは

異なる文化背景をもつ患者に対しては、配慮が必要である。

欧米式の医療は、欧米の価値観や慣習とは相容れない文化背景をもつ患者の意向を無視する恐れがある。ある文化では、病状や治療に関することは、患者ではなく家族に話すのがふつうである。現在、世界の多くの地域――アフリカ、パキスタンその他のアジアの国々――で、とくに終末期医療に関して、家族の決定権を重視しようとする動きが見られる。それは北米においても例外ではない。患者の自律性を極端に重視する考え方に対しては、

様々な人間関係の中で生きている人間を、その関係性から切り離し、単独の存在として抽象的に捉えようとするものである（Moazam 2000：34）。

という批判がある。

文化的相違を尊重するのは重要なことではあるが、意思決定を全面的に家族に委ねることにも、問題がある。家族は、患者のためを思って悪いことを知らせないようにしていても、患者自身は、生まれ育った文化とは異なる価値観をもち、医療者と直接話したいと思っているかもしれない。ある文化における慣習を、安易に一般化するのは危険である。患者の背後にある文化の慣習を、そのまま患者自身に当てはめようとするのは、患者の独自性を無視するものである。「医療者は、患者と家族それぞれの考えを、理解し受け止めなければならない」（Moazam 2000：35）のである。

ピーター・カシーンは、アフリカ社会には、自律性を重視する欧米の倫理観とは異なる倫理規範があることを指摘している。

アフリカの伝統的倫理規範では、共同体が重視され、自律性すなわち個人が自分の意思で自由に行動する能力は制約をうける。相互扶助と共同体に対する義務が重視されるアフリカ社会では、家族や共同体をないがしろにし、自分の考えで行動する者は、反社会的人間と見なされる。そのため、過度に自律性を主張することは、共同体における自分の存在を否定することになるのである（Kasenene 2000 : 351）。

現在は、多様な文化が共存する社会が増えている。そこで働く医療者は、診断結果、予後、治療の選択肢などを患者に伝えるにあたって、それぞれの文化における慣習や考え方の違いを認識している必要がある。しかし一方で、インフォームド・コンセントを得ること、患者の自己決定を促すことが、医療者の法的義務になりつつある状況もあり、この問題は簡単には行かない。

アドボカシー――異論のある義務

英国中央審議会は、アドボカシーについて次のように述べている。

アドボカシーの目的は、争うことではなく、患者やクライアントの幸福と利益を促進し守ることである。アドボケイトは「他人の言い分を弁ずる者」あるいは「あることを唱道し主張する者」である。それは、アドボカシーというものが、積極的・建設的な行為であることを示している（UKCC〔英国中央審議会〕看護・助産・保健師服務規程、一九九二）

グレアム・ランボルドは、アドボケイトとしての看護師の役割は、看護職の本来の義務の一部だと考えている。看護師の義務の一つは、患者の権利が認められ尊重されるようにすることである。患者には、看護師のアドボカシーの助けを借りて、自分たちのためになされるあらゆることが自分たちの最善の利益になることを期待する権利がある（Rumbold 1999 : 251）。

読者に

①看護師は、患者が不当な扱いを受けているとき、あるいは彼らの権利が無視されていると感じたとき、アドボケイトとしての役割をどの程度果たすことができると思いますか。
②看護師には、いろいろな理由で話すことができない患者に代わって、発言する権限や自由がどの程度あると思いますか。

アドボケイトとしての看護師の役割は、医療施設内の看護師の立場と切り離して考えることはできない。現在の医療施設には、アドボカシーを実現させる土壌があるだろうか。

アドボカシーのためのモラル・スペース

自分がいだいている理想と求められる役割との間には、しばしばギャップがある。医療者たちは、看護師の義務（とくにアドボケイトとしての役割）が施設内で認知される必要があることを、次第に認識しはじめているように思われる。その認知を促すものとして、私たちはモラル・スペースというものを考えている。モラル・スペースというのは、様々な内容をふくむ包括的な言葉である。ここで、後の章にも出てくるこの言葉について、説明しておくことにしたい。

モラル・スペースの「スペース」は、部屋のような空間を表すものではない。モラル・スペースというのは、

*その根底に、医療者と患者の自律性を尊重する姿勢があり、
*良心的反対を表明する機構が存在し、
*その表明を専従の看護師がバックアップし、
*業務に関する良心的抵抗や考え方の相違が話し合われ、
*非公式な話し合いを通して倫理観の違いが検討され、
*倫理的な問題がある場合にはつねに話し合いがもたれる、

、、、、
医療環境のことである。

アドボカシーの考えに批判的な看護師たちは、医療施設内のヒエラルキーや権限のあり方が、患者に代わってその権利を主張する看護師の行為を阻害する構造になっていることを指摘する。「モラル・スペース」は、価値観の違いを明らかにし、それぞれの価値観が尊重され、アドボカシーの必要性が認められるような環境を作りだそうとするものである。

アドボカシー――異論のある理念

看護倫理の文献は、アドボカシーの推進に積極的な人々と消極的な人々がいることを示している。「アドボカシー」に求められるものは何かということについては、様々な意見がある。ある人々は、要件が不明確なアドボカシーの役割を演じるのは危険だと考えている（Mallic 1997 ; Kuhse 1997）。

また一部の人々は、アドボカシーの内容がはっきりせず、現在の医療システムでは現実的なものとは言えないので、看護師にアドボケイトという重い役割を課すことはできないし、課すべきでもないと考えている（Willard 1996）。アドボカシーを、医療者が患者に主導権をとり戻させることだと考える人々もいる。彼らによれば、アドボカシーは、「患者が医療に関する決定を自分自身で下すことができるように、患者に情報を与え、患者を支え守るものである（Barter 1996 : 223）。

多くの人々が、アドボカシーを、患者の自律性を高める看護師の役割と結びつけて考えている。第二章で、自律性を高める方法として、契約モデルと対話モデルを示したが、ここで、この二つの方法の違いをもう一度見直しておく必要があるかもしれない。患者の自律性を高めることがアドボカシーの目的であるとすれば、様々な理由で自分にはコントロールする力がなくなったと感じている患者に自信を取り戻させることが、看護師の役割になる。

ジョーン・リアシェンコは、アドボカシーのもつ倫理性に注目する。アドボケイトの務めは、患者に代わってものを言い、患者がよりよい医療を受けられるようにすることである。リアシェンコによれば、アドボケイトに求められるのは、人間の生活にとって基本的に重要なものは何かということが分かっていること、そして、可能なかぎりそれが患者に与えられるようにできることである（Liaschenko 1998 :12）。

ギャドーは、とくに自律性の尊重を重視する「実存的アドボカシー」を唱道する。このアドボカシーの目的は、患者が正当に自己決定を行えるようにすることである。そこにおける看護師の役割は、単に、患者の希望が考慮され尊重されるようにすることではない。

実存的アドボカシーは、

まず、人々に彼らにとって最も大事なものを認識させ、彼らが本当に望んでいることを明確にさせる。それから、彼らがその新しい認識に立って、自己決定を行うのを助けるのである（Gadow 1989 : 85）。

このギャドーの考えるアドボカシーは、どんな患者にも適用できるわけではない。とくに、自分の考えを表すことのできない昏睡状態の患者など「沈黙している患者」に用いることは、まったく不可能である。

政治的スタンスとしてのアドボカシー

看護師が、会議の開催、決定事項の再検討、医療チームのミーティングなどを提案できるような体制が整っていれば、看護師のアドボカシーをもっと推進してもよいであろう。ヴェリーナ・チューディンは、看護師がアドボケイトになることは、その本来のあり方に立ち戻ることだと考えている。彼女にとっては、アドボカシーというのは、政治的スタンスであり、不当な制度や機構に抗して発言する勇気を示すものである。

私たちは、搾取や虐待に対して、はっきりとノーと言わなければならないときがある。私たちは、不当な扱いを断じて受け入れることはできない。私たちのクライアントや患者が危険にさらされているとき、私たちは、アドボケイトとしてその危険に立ち向かわなければならない。これは単なる倫理的義務ではなく、政治的行動である（Tschudin 1999 : 152-3）。

ヘルガ・クーゼは、看護師の自律性が奨励されていない医療現場で看護師のアドボカシーを推進することに、懸念をいだいている。彼女は、看護師は自分の倫理観とは関わりなく医師の決定に従わなければならないという暗黙の前提があることを問題にし、「看護師たちは道徳的主体である自律的な医療者と見なされているのだろうか。それとも、他人の命令を遂行する従属的存在と考えられているのだろうか」と問うのである（Kuhse 1997 : 200）。

クーゼは、アドボカシーにはいろいろ困難な問題があるが、看護師は患者のアドボケイトになることを断念してはならないと考えている。

アドボカシーの重要性は、行動を起こすことにある。アドボカシーは、看護の本来の対象——個々の患者あるいはクライアント——に注意を向け、勇気や積極性をもって彼らを助ける行為である。以前は看護師や女性には否定されていたこれらの性質は、看護師が患者に対する職業的・倫理的責任を果たすためには、必要不可欠なものである（Kuhse 1997 : 206）。

読者に

①あなたは、クーゼの意見をどう思いますか。看護師がアドボカシーを実行するのには、困難な障害があると思いますか。ヤーリンとマッケルマリーは次のように述べています。あなたはどう考えますか。

「しばしば、看護師には倫理的に行動する自由がない。すなわち、治療を中止したいという患者の要望に応えたり、患者を不必要な苦しみから解放したり、看護規準にのっとった適切な看護を行うという患者に対する責任を、自由に果たすことができないことがよくあるのだ」(Kuhse 1997 : 200 に引用)。
② モラル・スペースがあれば、アドボカシーは実行しやすくなると思いますか。
③ あなたは、アドボカシーは看護実践における倫理的・政治的義務であるというチューディンの考えに賛成ですか。

良心とモラル・スペース

看護師たちは、アドボカシーは倫理的義務であるというチューディンの考えに従えば、医師が下した決定に同意できないときには、事例三－一の看護師がそうであったように、良心の葛藤を覚えることになり、困難な道徳的選択を迫られることになる。しかしアドボカシーを推進しようとするのであれば、医療施設内におけるモラル・スペースについて、幅広い検討が行なわれなければならない。モラル・スペースとは、看護理論を実践に結びつけ、倫理的な医療が提供されるような機構が、医療施設内に設けられることである。

ヤーリンとマッケルマリーは、看護教育と実践との間にはギャップがあり、それがモラル・スペースにも影響を及ぼしていることを指摘している。

看護師が教えられる行動指針と、現実に求められることの間には、ギャップがある。この看護教育と看護実践との「深刻な倫理的不一致」は、看護師の本質的な部分にまで及び、看護師を、自己決定を行う道徳的主体ではなく、本質的に倫理的統合性を失った存在にしてしまうのである(Yarlin and McElmurry 1986 : 67)。

まとめ 四-二

看護師のアドボカシーは、

*困難な問題を内包しており、異論のある理念である。
*看護師に患者の価値観や希望を代弁することを求める。
*看護師の信条が患者の希望と衝突する場合には、葛藤を生じさせる。
*倫理的義務であり、政治的行動であると考える人々もいる。
*勇気や積極性が求められる行動である。
*医療施設内のモラル・スペースによって、促進される必要がある。

相手を尊重して真実を告げる

真実の告げ方は、真実を告げるという倫理的義務にとって、副次的なことのように思われるかもしれない。しかし、そうではない。その告げ方によって、患者は、不安に苛まれたり、不安から解放され信頼して治療に取り組もうとしたりするのである。したがって、診断結果や予後を患者に告げるか

どうかを決定するだけではなく、
一、どの程度話すか、
二、どのように話すか、
ということを決めるのも、重要なことなのである。

マイケルの場合、医療チームは、今後マイケルに必要になること（検査、手術、化学療法など）を、うまく段階的に伝える方法を考えなければならない。知りたくないというマイケルの要望を尊重しながら、必要なことを伝える方法が、きっとあるはずである。彼の要望を受け入れることは、看護師や医師を、嘘や欺瞞の茶番に巻き込むことにはならない。ウィルキンズ医師は、マイケルに嘘をついてはいないし、嘘をつくように看護師に求めてもいない。彼はまた、マイケルを騙してもいない。彼はただ、自分や医療チームがマイケルの病気について知っていることを、マイケルに告げないだけである。ウィルキンズ医師の問題は、マイケルの許しを得ないで、彼の母親に詳細を告げたことである。

真実を告げるという義務を具体的な事例から切り離して論じるのは難しいが、真実の開示と非開示については、いちおう次のようにまとめることができるであろう。

＊診断結果を言わないで欲しいという患者の要望を尊重することは、患者に嘘をつくことにはならない。

＊明白な嘘とは、真実ではないと分かっていることを、真実だと思い込ませることである。自律性を

有している患者にそのような嘘をつくことは、倫理的に許されない。

＊治療上の特例（事例三－一参照）は、大きな危害がもたらされる危険がある場合に、患者に情報を開示しないことを認めるものである。この特例は、患者に嘘をつくことを認めるものではない。

＊嘘を含まない欺瞞――これはしばしば、嘘よりも容認されやすい。看護師が、六〇歳の末期患者に「もうすぐ、すっかりよくなりますよ」と言った場合はどうだろうか。この言葉はどう解釈すればよいだろうか。明らかに、患者を元気づけようとした言葉であるが、それは騙しているのではないだろうか。患者と看護師との信頼関係が脅かされることはないだろうか。

＊非開示あるいは最低限の開示――これは、明白な嘘よりも正当化される。とくに、医療者が患者の文化的背景や慣習を知っており、それを家族だけではなく患者自身も受け入れている場合には、適切な対応が可能になる。

＊慎重な開示――患者の質問に応じて、段階的に情報を開示していく方法。慎重な開示は、情報の正確さと患者への共感を重視し、「真実の投売り」や「末期患者への極度の率直さ」を避ける（Beauchamp and Childress 2001 : 286）。情報を段階的に提供することによって、より正確な検査結果が伝えられることになる。段階的な開示の根底には、臨床診断につきものの不確実さや曖昧さの認識がある。

コミュニケーションの技術

最後に、どう告げるか、どうやって真実を伝えるかという問題がある。適切に伝えることは、患者を尊重するための必要条件である。伝え方の技術は、習得できる。病気について患者に知らせるのに必要なのは、的確な判断力と、特殊な専門用語を用いないで話す技術である。さらに、患者のかすかな信号やボディランゲージを敏感に読み取る能力も必要になる。これらの技術があれば、共感をもって患者を助け、患者に希望を与える援助を提供することができるであろう。たとえば、もうすぐほとんど確実に死ぬからといって、希望がなくなるわけではない。患者は、医療者が自分の心身の必要に応えて出来る限りのケアをしてくれること、最後までコミュニケーションを取ることができることを信じつづけるのである。

結論

第三、四章では、次の二つの事例を取り上げ、その倫理的問題を考察した。

事例三－一——セアラは明らかに自律性を有した女性であり、自分の病状を知りたがっている。しかし医師は、彼女には病状を告げないことに決めている。彼女の夫が、そう頼んでいるからである。看護師は、医師の決定に同意できず、良心の葛藤に悩まされている。彼女は、この決定に対する異議を表明するモラル・スペースがないと考えている。この看護師は、もっと何かを行うべきだったのだろうか。

事例四－一――マイケルは「自分の病気が何なのかは知りたくない。母親にも言わないで欲しい」と頼んでいる。医師は、その頼みを受け入れてマイケルには告げなかったが、母親には告げる。看護師には、医師がなぜマイケルの希望に反して母親に告げたのか、分からない。

第四章では、インテグリティとアドボカシーについて考察した。インテグリティをもち続けるためには、道徳的主体性が確立していること、医療施設内にモラル・スペースが設けられていることが必要になる。看護師のアドボカシーは、異論のある難しい問題である。アドボカシーは積極的に患者の意思を尊重し患者の権利を守ろうとするものであるが、患者の意思が、期待されている看護師の任務や看護師自身の信条と衝突する場合がある。その場合には、職業上の倫理と個人的倫理観のいずれを優先するか、慎重に検討しなければならない。

＊以下の語については、巻末の用語解説を参照のこと。
アドボカシー（advocacy）　**良心**（conscience）　**インテグリティ**（integrity）　**モラル・スペース**（moral space）　**同意のあるパターナリズム**（paternalism with permission）　**権利の放棄**（waiver）

第五章　患者の秘密を守る

本章で学ぶこと

＊秘密保持の原則とその重要性。
＊秘密の保持・開示を決める際の指針――医療規約と判例。
＊秘密保持の原則が制限される場合。

はじめに

本書の第一章で、看護師には「自己決定の原則」――治療に関する患者自身の決定を尊重するという原則――を守る義務があることについて述べた。「秘密保持の原則」――患者から打ち明けられた秘密は他言しないという原則――を守ることも、看護師に課せられた義務である。さらに、患者に関する情報は（患者以外の人間から聞いたものであっても）他言しないということも、看護師が守らなければならない義務である（Mills 2002 : 45）。

第三者には漏らさないという前提で打ち明けられた個人情報は、他言してはならない情報である。看護師にとって患者の秘密を守ることが重要なのは、そのことによって、患者との信頼関係を築き、患者の自律性とプライバシーを守ることができるからである。さらに、患者の秘密を守ることは、色々な意味でよい結果をもたらすことが分かっている。

秘密の保持は、あらゆる人間関係の中核であり、患者と看護師との信頼関係には欠かせない。秘密を守るということは、約束や契約を守るということである。看護師は信頼を裏切らないことを患者に約束し、患者は看護師が秘密を守ることを信じ、看護師は患者が真実を告げることを信じる。

秘密の保持は、自律性とプライバシーの尊重につながる。秘密が守られれば、患者は、個人的な問題や心配や疑問などをオープンに話すことができ、その結果、治療の進め方を決定できるようになる。その決定の結果を引き受けて生きていくのは（看護師ではなく）患者なのである。看護師は、家族に知らせたくないという患者の考えを尊重することによって、患者のプライバシーの権利を認めることになる。

哲学者のシセラ・ボクは、プライバシーの権利の重要性を強調し、それを自律性と結びつけて、個人情報の秘匿と開示の葛藤は、力の葛藤として理解されるべきだと説いている。

国家と市民、親と子ども、［看護師と患者］の間の（あるいはジャーナリズム、ビジネス、法律における）秘密開示に関する葛藤は、力（すなわち、情報の流れをコントロールすることによって生じる力）をめぐる葛藤である。その力をもつ者は、自分自身に関する情報の一部の秘匿や開示を行なうことによって他人の目に映る自己像をコントロールし、相手が用いる同様の戦略には惑わされずに真実を見抜くのである。自己の秘密を守る力がなければ、他人の目に映る自己像をコントロールすることはできず、権力に屈する事態を招くことになる。また、秘匿された他人の真実を見抜く力がなければ、支配権をにぎることはできない（Bok 1989 : 19）。

看護師と患者の間では秘密の保持が暗黙の前提になっているが、秘密が守られることが分かれば、患者は看護師を信頼し、それによって、様々な良い結果がもたらされる。たとえば、

＊患者は、自分の症状、悩み、懸念、恐れを躊躇なく話すことができる。
＊診断がより精確になり、質の高いケアが提供されることになる。
＊処置や治療方針に関する同意や協力が得られやすくなる。
＊人々が積極的に医療やケアを受けようとするようになる。

要するに、患者の秘密を守ることが重要なのは、それによって信頼と敬意に基く関係が築かれ、患者にとってよい結果がもたらされることになるからである。

読者に

①これまでに、患者の秘密を洩らしたことが、医療者に対する患者の信頼を失わせることになったという経験をしたことがありますか？

②個人情報を開示するか否かの葛藤は力をめぐる葛藤であるというボクの言葉をもう一度よく考えて見ましょう。これまでに、ボクの考えを裏づけるような経験をしたことがありますか？

まとめ　五－一

他言してはならない情報。

第三者には漏らさないという前提で二者が共有している個人情報。

患者の秘密を守ることが重要な理由。

一、患者の信頼が得られる。

二、患者の自律性とプライバシーを守ることになる。

三、患者が適切な治療とケアを受けることを可能にし、よい結果をもたらす。

職業上・法律上の責務

医療規約

秘密情報の保持は、医療者と患者の関係にとって非常に重要なものであり、医療規約や法律にも定められている。それを最初に明文化したのは、ヒポクラテスの誓いである。

人々の生活について、治療の過程で（あるいはそれ以外の場で）私が見聞きすることを、私は他言しない。それは、恥ずべき行為だからである（ヒポクラテスの誓い、紀元前5世紀）。

フローレンス・ナイチンゲールも、看護師が患者の秘密を守ることについて厳しい基準を設け、一八五九年に、看護師に対して次のような忠告を与えている。

いかなる看護師も、信頼される（つまり秘密を打ち明けられる）存在にならなければならない。噂話や自慢話にふけってはならない。また、訊く権利のない人々が病人に関する質問をした場合には、それに答えてはならない（Nightingale 1859, 1992 : 70）。

ヒポクラテスの誓いが秘密を洩らすことを医療者にとって恥ずべき行為であるとしているのに対し、

ナイチンゲールは、秘密の漏洩が噂話や自慢話によって引き起こされる可能性があることを示唆している。彼女はまた、患者に関する情報を求める者は、その権利を有していなければならないことを指摘している。

現代の多くの医療規約は、医療者と患者の関係を重視するヒポクラテスとナイチンゲールの精神を受け継ぎ、患者の秘密を守るという医療者の義務を定めている。しかしそれらは古い規範とは異なり、ある特定の状況のもとでは——たとえば、患者以外の人間の権利が脅かされる場合には——秘密保持の原則を制限する必要があることを認めている。これらの規約については、以下で詳しく取り上げることにしたい。

読者に

①ナイチンゲールは、秘密が噂話や自慢話によって漏れる可能性があることを示唆していますが、そのような例を挙げることができますか?
②それ以外に、日常の医療現場で患者の秘密が漏らされる例を挙げることができますか?

法律

患者の秘密は、医療規約のほか、各国の憲法、欧州人権条約、判例法などによっても保護されている。日本においても、プライバシーを守る権利は、日本国憲法の第十三条ならびに第三十五条に基づき、他人の利益と公共の福祉を侵害しない限り、基本的人権の一つとして保障されている。

「欧州人権条約」の第八条は、

すべての者は、自分自身と家族の生活、家庭及び通信を保護される権利を有する。

としている。しかし、秘密保持の原則が制限される例外的ケースが医療規約で認められているように、プライバシーの法的権利も、絶対的なものとは見なされていない。そのため、この第八条には、

この権利の行使に対しては、民主主義社会の基本——違法行為の阻止、国家と国民の安全保障、国家の経済的利益の保護、秩序攪乱や犯罪の防止、健康と道徳の保護、第三者の権利及び自由の保障——という目的を果たす場合を除き、公的機関が干渉することは許されない。

という条文がある。この条文は、他の者の権利や公共の利益が侵される場合には、プライバシーの権利が制限を受けることを示唆している。

秘密保持の原則の制限

秘密保持の原則は医療規約や法律において中心的な位置を占めるが、重大な軽減事由がある場合には、制限を受けることになる。

そのような場合、看護師は、それらの事由を慎重に検討し、関連の法律や規約を調べ、ケア担当者・医療専門家・市民としての責務を果たすために、最善を尽くさなければならない。

同意のある開示

想定される状況のなかで最も問題性が少ないのは、様々な専門職からなる医療チームの構成員によって秘密の情報が共有される場合である。おそらく多くの者が、医療チーム内で患者の秘密情報を共有するのは許されると考えるであろう。しかしその場合でも、慎重な配慮を怠ってはならない。たとえば、英国の医療総合審議会には、

> 医師は、患者の個人的情報を患者が反対しない限り医療チーム内で共有することを患者に知らせ、その理由を説明しなければならない。

という規定がある（General Medical Council 2000 : 8）。

同意のない開示

同意のない開示には様々な困難があるが、患者の同意がなくとも秘密保持の原則を制限せざるを得ない場合がある。すなわち、

一、法廷で開示を命じる判決が下された場合、
二、患者自身を守るために必要な場合、
三、公共の福利を守るために必要な場合、
四、第三者（あるいは別の患者）の福利を守るのに必要な場合、

である。

次に、この四つの場合それぞれについて見ていくことにするが、第三者の利益に関わる第四項は複雑な問題をはらんでいるので、とくに詳しく考察することにしたい。

一、法によって開示が求められる場合。

医療者が秘密情報の開示を法的に求められるケースには、交通事故、発砲事件、その他の捜査で容疑者の記録が必要になる場合や、訴訟事件で医療者が法廷で証言を求められる場合などがある。またどの国にも、医師その他の医療専門家による「届け出」が義務づけられている疾病がある。

二、患者自身を守るために必要な場合。

多くの患者は、自分を守るために第三者への開示が必要になる場合には、秘密の開示に同意するであろう。たとえば、自分の犯罪の弁護のために（あるいは社会保障を受けるために）精神異常であることを明らかにしたほうが有利になる場合などである。しかしながら、何が患者の最大の利益になるかということについて医療者と患者の考えが異なる場合には、倫理的問題が生じることになる。

その場合、看護師は、患者の信頼の維持と、患者ならびに他人を危害から守る義務との間で、板ばさみになる。とくに、虐待、ネグレクト、自殺願望の場合などに、そうなる可能性が大きい。虐待やネグレクトの場合、患者は（年齢に関わりなく）相手への依存度が高く、恐怖心をもっているので、看護師がそのことを表沙汰にすることを拒む。自殺の危険がある場合は、患者はひどく落ち込んでいて、何が自分のためになるのかを理性的に判断することができない。

三、公共の利益を守るために必要な場合。

第一章の最後で述べたように、ある個人が自己決定権を行使する権利は、他人が有する同様の権利によって制限される。それは秘密の保持に関しても同じであり、秘密を守る患者の利益は、他人が有する正当な権利によって制限される。非開示によって生活や健康が脅かされる恐れのある人間の権利は、ある個人の秘密保持の権利よりも優先されるであろう。たとえば、航空機のパイロットやバスの運転手に癲癇の持病がある場合、あるいは、患者が殺意を抱いておりそれを実行する可能性がある場合には、看護師はその情報を開示しなければならない。看護師がそれらの情報を当事者に伝えなければ、彼らの健康や生命が危険にさらされることになるのである。

四、第三者（あるいは別の患者）の利益を守るために必要な場合。

この第四項は、第三項と同様、他人の利益に関わるものである。ただし、この第四項で深刻な危険にさらされるのは、一般の人々や社会全体ではなく、特定の個人である。そしてその危険は、情報の開示によって回避される（あるいは最小限度に抑えられる）のである。カリフォルニア大学運営理事会に対してタラソフが起こした訴訟はよく知られているが、初めてこの裁判で、特定できる第三者が危険にさらされている場合には秘密を開示しなければならないという法的義務が、医療者に課せられることになった。

この事件で、カリフォルニア最高裁判所は、「カウンセラーには、クライアントが危害を加えようとしていた相手に警告を与える義務があった」という判決を下した。この訴訟は、殺害された女子学生タチアナ・タラソフの両親が、自分たちの娘が深刻な危険に曝されていることを知らせなかったという理由で、カリフォルニア大学とカウンセラーを相手取って起こしたものである。タチアナを殺害したプロセンジット・ポッダーは、大学の健康相談室に通ってカウンセリングを受けており、カウンセラーに、タラソフに危害を加える妄想を抱いていることを告白していたのである。カウンセラーは、ポッダーの友人からポッダーが銃を購入したことを聞き、彼を入院させて検査を受けさせようとした。しかし、カリフォルニアの法律では、本人の意思に反して入院させることは困難だった。そうこうしているうちに、ポッダーは、タラソフを撃ち、殺したのである。彼は、第二級殺人罪の判決を受けた。

両親は、被告（カリフォルニア大学、カウンセラー、大学の警備部）は、自分たちの娘が危険な状態にあることを、自分たちや本人に知らせることを怠ったと主張した。被告側は、タチアナ・タラソフに警告することは、クライアントの秘密保持の権利を侵害することになるので、できなかったと主張した。両親側は最初敗訴したが、何回かの上訴の後、カリフォルニア最高裁は、一九七六年に次のように述べ、その判決を覆した。

カウンセラーは、クライアントが他人に危害を加える重大な危険があると判断したとき、（あるいは、適切なカウンセリング規準に照らして判断すべきであったとき）、その危害を受けることが予想される人間を保護するための適切な措置を講ずる義務を負う（Tarasoff v. the Regentso of the University of California［1976］）。

カリフォルニア最高裁は、その義務は、予想される被害者あるいはその被害者に危険を告げることのできる人間に警告を発するか、警察に知らせるか、あるいはそれ以外の様々な措置を講じることによって、果たすことができると述べた。

このタラソフ事件でカリフォルニア最高裁が明確に示した「深刻な危害を受ける危険のある特定の人間に警告を与えるという医療者の義務あるいは責務」は、現在では多くの規約や条例に定められている。とくに、重大な感染症に関わる医療者の警告義務に関する規定は、一九九五年のEUデータ保護条例をはじめ、多くの規約に見られる。

まとめ　五－二

医療規約と法律

＊多くの医療規約が、患者の秘密保持の権利を規定している。
＊患者の秘密保持は、法律――各国の憲法、判決例、欧州人権条約など――によっても規定されている。

秘密保持の原則の制限

秘密保持の原則は絶対的なものではなく、以下の場合には、制限される。
＊法律によって必要とされた場合。
＊患者の利益を守る場合。
＊公共の利益を守る場合。
＊第三者（あるいは別の患者）を守る場合。

誰に、何を、いつ、どうやって、警告するか

医療者には危険にさらされている人間に警告を与える義務があることは、法律、判決例、医療規約などが明らかにしているが、その義務を遂行するプロセス——何を、誰に、いつ、どうやって知らせるかということ——については、明瞭な規定はない。しかし、以下の規定や条例は、ある指針になるであろう。

一、**誰に何を知らせるか**

＊カリフォルニア最高裁は、危険にさらされている人間が特定できること、そしてその人間の受ける危険が深刻なものであることを、秘密情報開示の条件にしている。

＊一九五五年のＥＵデータ保護条例は、緊急に傷害あるいは危害を防ぐ必要がある場合には、秘密情報を開示することを認めている。

二、**いつどうやって知らせるか**

＊カリフォルニア最高裁は、状況に応じて必要な措置を講じることを促している。

これらが示しているのは、秘密の開示は軽率に行うべきではないということ、開示の決定を急いで

適切な注意や関係者全員に対する配慮を怠るようなことがあってはならないということである。

警告の義務に関わる次のケースは、秘密の開示が必要になったときに生じる複雑な倫理的葛藤を示している。

事例五－一　既婚者のＨＩＶ感染

マーフィー氏は四二歳のビジネスマンである。彼は、地域の大病院の泌尿器科で、ＨＩＶ検査の結果が陽性であることを内密に告げられた。彼にはまだ何の症状も出ていなかった。

彼が病院のヘルス・アドバイザーに相談したところ、アドバイザーのノーマ・フリンは、まだエイズにはなってはないが五年以内に発病する確率は五～三五パーセントであると述べ、性行為、注射針の共用、献血や血液製剤の提供などによって他人に感染させる可能性があることを告げた。彼女は彼に、献血はしないように、そして「安全な（すなわち精液などは伴わない）セックス」をするように助言した。

マーフィー氏は、彼が両性愛者《バイセクシャル》であることを告げ、かつて同性愛のセックスをしたときに感染したと思うと述べた。彼はまた、結婚していること、子どもが四人いることを話した。ノーマは、彼の妻に診断結果を知らせるように助言した。しかしマーフィー氏は、「自分の両性愛については、妻は何も知らない。そんなことを知らせたら、自分の結婚生活も人生も破滅してしまう」と言って、知らせることを拒んだ。

読者に

秘密保持についてこれまで学んだことを基にして、この事例を考えてみましょう。ノーマは、この状況をどのようにして打開すればよいと思いますか。

ノーマ・フリンは、マーフィー氏の状態を夫人に告げるべきか、クライアントである彼の秘密を守るべきか、決めなければならない。彼女は二つの相反する道徳的責務——自分のクライエントの秘密を守る責務と、自分が知らせなければ生命が危険になるかもしれない第三者を守る責務——のどちらかを選ばなければならないのである。以下の問いは、それを決める際の助けになるであろう。

一、秘密保持の原則によって守られるのは、何なのか。それは、このケースにもあてはまるのか。
二、彼女には、自分のクライアントではない第三者を守る責務があるのか。
三、クライアントと第三者の両方に対して責務がある場合、より緊急性が高いのはどちらなのか。
四、夫人に告げる場合、ノーマ・フリンは、どの程度まで話すべきなのか。

一、前述したように、秘密保持の原則は、あらゆる人間関係の基本であり、看護師と患者の信頼関係には不可欠なものである。秘密の保持は、患者の自律性とプライバシーの尊重につながり、治療結果によい影響を及ぼすことが分かっている。
このケースでは、クライアントであるマーフィー氏は妻に告げることを強硬に拒んでいる。もし妻に知れれば、結婚生活、家族、彼の生活全体が崩壊してしまうというのである。彼が失うものはあまりにも大きい。ノーマは、この問題の処理に当たって、できる限り彼の信頼を保ち続ける必要がある。また、彼の自己決定権――すなわち彼が自分自身の人生に関する決定を下す権利――も尊重しなければならない

それに加えて、ノーマは夫人に知らせた後に起こることも考えなければならない。マーフィー氏が家族関係を崩壊させて病院との関係も断ち切ってしまったら、どうなるのだろう。家族や病院から受けるサポートが失われたら、マーフィー氏が彼自身と周囲の人々に与える危害の度は、今よりもずっと増すことになろう。

ノーマはマーフィー氏の信頼を失った場合の結果を心配しているが、功利主義倫理学者ヘルガ・クーゼも、「第三者の利益を守るために秘密保持の原則の例外を認めると、長期的には、意図された効果をもたらすことが困難になる」と述べている（Kuhse 1999 : 493–6）。クーゼが懸念するのは、医療者の守秘義務を緩めると、ヘルスサービスを最も必要としている人々が医療を受けなくなる、ということである。

人々が、秘密が暴露されることが分かったために、必要な治療を（少なくとも適切な時期に）受け

ないことになるとすれば、開示を義務づける規定は善よりも害をなすことになる（Kuhse 1999 : 495）。

秘密を明かすと、患者の信頼を失い、患者をサポートして他人に及ぶ害を軽減させることが出来なくなる。すなわち、秘密の開示は一時的には害を防ぐとしても、長期的に見れば、社会に対する総体的な害を減じることは出来ないというのが、クーゼの考えである。

二、マーフィー夫人はノーマの患者ではないが、ノーマには彼女を守る道徳的責務がある。この事例では、マーフィー氏の自律性だけではなくマーフィー夫人の自律性も危険にさらされているのである。夫人に知らせることはマーフィー氏にとって深刻な結果をもたらすかもしれないが、知らせなければ、マーフィー夫人が深刻な状態に陥る可能性がある。一般に、ＨＩＶに感染しても、早期に抗レトロウイルス治療やヘルスケアを受ければ、発症が抑えられることが分かっている（Woodman 2003 : 7）。そのために、夫人には緊急に知らせる必要があるのである。

この問題を解決するには、医療規約や法律が参考になるかもしれない。たとえば英国性病アドバイザー協会（ＳＳＨＡ）の指針（二〇〇四）には、性病のアドバイザーには第三者を守る義務があること、そして、泌尿器科の重要な役割はパートナー通告であることが明記されている。パートナー通告（あるいは接触者追跡調査）とは、性的接触による感染症（ＳＴＩ）に罹患した可能性のある人間に、感染の拡大を防ぐためにパートナーあるいは医療者がコンタクトをとることである。

法的には、タラソフ裁判やその他の判例法が、特定できる第三者に深刻な危険が及ぶことを知っている者には、その警告を行なう義務があることを明らかにしている。このケースでは、特定出来る第三者が、深刻な危険にさらされている。マーフィー夫人は、すでにＨＩＶに感染していて治療を受ける必要があるかもしれない。あるいは、まだ感染しておらず、その予防措置を講じる必要があるかもしれない。

三、このように、ノーマは深刻な倫理的ジレンマに陥っている。彼女にはクライアントのマーフィー氏に対する義務と、彼の妻のマーフィー夫人に対する義務がある。この二つの義務を同時に果たすことはできないように見える。もしマーフィー氏に対する義務を果たせば、マーフィー夫人に対する義務は果たせない。その逆もまた、同じである。
マーフィー氏は彼女のクライアントであるから、彼女は、彼に対する義務をマーフィー夫人に対する義務より優先させようとするかもしれない。一方、たとえ治療上の関係が悪化し、マーフィー氏の自律性が損なわれるとしても、彼女は、知らせないことによってマーフィー夫人がこうむる危害のほうがはるかに大きいと考えるかもしれない。そして、夫人に警告する義務のほうを優先させることになるかもしれない。

夫人に知らせることにした場合、ノーマは次に、知らせる方法を決めなければならない。一方の義務がもう一方の義務より勝っている場合でも、もう一方の義務の要件が出来るだけ満たされるようにしなければならないのである。

したがって、ノーマは先ず、マーフィー氏から開示の許可が得られるようにあらゆる努力をしなければならない。もし、夫人に告げるようにマーフィー氏を説得することが出来れば、あるいは、彼女が夫人に告げることを彼に承諾してもらえれば、ノーマは、マーフィー氏の信頼を維持しながら夫人を守るという、二つの責務を果たすことができる。

しかし、もしマーフィー氏を説得することが出来なかったら、どうすればよいだろうか。ノーマは、もっとも危害が少ないと思われることをするであろう。すなわち、守秘義務を捨てて、マーフィー氏がＨＩＶ感染者であることをマーフィー夫人に知らせるのである。

四、それでは、何を知らせればよいのか。この場合、「ミニマリズムの原則」に従うべきであろう。「ミニマリズムの原則」というのは「第三者に伝える事柄は、開示する目的を果たすのに最低限必要なことのみにする」というものである。医療者はその原則に従うことによって、患者の秘密を可能な限り保護しながら、法的要請に応えて（あるいは、第三者を危害から守るために）適切な情報を開示する責務を果たすことができる。したがって、ノーマがここで考えなければならないのは、「マーフィー夫人を守り、彼女に病院の検査を受けさせるには、最低限何を知らせればよいか」ということである。

ノーマは、マーフィー氏がＨＩＶに感染しているという事実に焦点をあて、その影響を受ける第三者――とくに彼の妻――をどうやって守ればよいか、ということを第一に考えている。しかし彼女は、マーフィー氏が「ＨＩＶ感染のことを妻が知れば、自分が両性愛者であることも分かってしまう」と深刻に悩んでいることも知っている。そのことがもたらすデメリットは、彼がＨＩＶ感染者であることを夫人が知るメリットよりも、はるかに大きいかもしれない。しかし、ＨＩＶは性的接触のみによって感染するわけではないから、マーフィー氏が両性愛者であることを夫人に告げなくても済むかも知れない。

マーフィー夫人をＨＩＶ感染から守るためには適切な措置を講じなければならないが、その目的には、彼女が夫の性的嗜好を知る必要はないように思われる。それは、マーフィー夫妻が後に二人で話し合えばよい事柄である。さらに、もしノーマがマーフィー氏に、彼の性的嗜好について夫人に話すつもりはないということをはっきり言っておけば、彼は妻と話し合う気持ちになるかもしれない。あるいはノーマは、夫妻と自分の三人で話し合うことを提案するかもしれない。そして、もしマーフィー夫人に、彼女の夫がＨＩＶに感染した理由を訊かれたら、あるいは、性的嗜好の話になったら、ノーマは、そのような問題は夫婦間で話し合った方がよいと思う、と言えばよいのである。

読者に

マーフィー氏が夫人に告げることを強硬に拒む場合には、このケースは、マーフィー氏の権利が守られ、マーフィー夫人の権利は侵害されるという「勝ち負け」の構図になってしまう可能性があります。その状況を打開するために、ノーマはどうすればよいと思いますか。ここで述べられているのとは別の解決策を、何か思いつくことができますか。

結論

本章では、守秘義務がどのような倫理的課題を看護師に課すか、秘密の保持が看護師と患者との関係においてどんなに重要な役割を果たすかという問題を考察し、秘密を開示することが倫理的に許されるのはどのような場合なのかということを検討した。

そして最後に、一部の倫理的ジレンマは「勝ち負け」に終わる可能性があることを示唆した。それが倫理的推論の避けがたい結果であるのかどうかを見極めるために、次の章で、秘密保持に関する二つ目の事例を見てみることにしたい。その事例も、守秘義務と警告する義務が衝突するように思われる状況を取り上げているが、そこには、さらに複雑な要素がからまっている。

＊以下の語については、巻末の用語解説を参照のこと。
秘密情報（confidential information）　**公共の利益**（public interest）　**パートナー通告**（partner notification）　**プライバシー**（privacy）

第六章　秘密保持のプロセス

本章で学ぶこと

＊守秘義務と第三者への開示義務。
＊患者がおかれている状況を多角的に理解すること。
＊状況を理解し分析するための要件。

はじめに

第五章では、「秘密保持の原則」（患者から打ち明けられた秘密は他言しないという原則）に関する説明と考察を行い、患者に対する義務と第三者に対する義務が衝突する場合には看護師はどうすべきか、という問題を検討した。そして章の最後で、マーフィー氏のケースでは、その秘密を開示せざるを得ない理由があることを示した。その際、看護師はどうすればよいのだろうか。その問題を考察するのが、本章の目的の一つである。
まず、守秘義務と開示義務が衝突する別の例を見てみよう。ＨＩＶに感染して恐怖に怯えながら暮らしている女性のケースである。この事例は、秘密保持に関わる最初の事例（五‐一）よりも、いっそう複雑な問題を含んでいる。この事例を検討することによって、看護師（あるいは助産師）が適切な対応をするために必要なことが、明らかになるであろう。

事例六‐一　ＨＩＶに感染して恐怖に怯えながら暮らす。

キキは、妊娠三ヵ月目に、私の勤務するロタンダ産科医院にやって来た。受診申込書によると、キキは三〇歳、ソマリア出身で、ダブリンに来てから二年になる。結婚しており、一〇歳の男の子と六歳の女の子がいる。私が助産師として彼女を担当することになり、妊婦は血液検査とＨＩＶテストを受けることになっていることを伝える。彼女の英語はとくに問題がないように思われる。彼女はすべての検査に同意する。
次にキキが検査結果を聞きに来たとき、検査官はＨＩＶテストが陽性であったことを告げた。同席していた私は、検査官が部屋を出て行った後、キキを慰めようとしたが、彼女はひどく落ち込み、恐怖に怯えていた。私は検査結果を説明し、ＨＩＶウイルスの進行状況を調べるために再検査を受ける必要があることを伝え、夫との性行為の際には避妊処置をして、数日後にもう一度来るように言った。

次に来たとき、キキはすぐに、抗ＨＩＶ薬（ＨＩＶウイルスを抑え胎児への感染の危険性を最小限にする薬）を服用することに同意した。しかし、話が夫のチャールズのことになると、彼女はひどく動揺した。私は、安全な性行為の方法を告げ、チャールズも病院に来て、説明と検査を受ける必要があることを伝えた。

しかしキキは、チャールズに話すことをひどく恐れていた。彼女は、そのようなことを二人で話すことはほとんどないと語り、祖国の戦禍を逃れてきた後、チャールズはひどく落ち込み、次第に暴力を振るうようになっていると言うのだった。「私は自分や子どもたちがいつ殺されるか分からない恐怖に怯えながら暮らしているのです」と彼女は涙ながらに訴えた。そして、自分がＨＩＶに冒されていることをチャールズに話したら殺されてしまう、と言うのだった。

この事例でも、事例五－一の場合と同様に、クライアント（キキ）に対する守秘義務と第三者（チャールズ）に対する義務が問題になる。

事例五－一のヘルス・アドバイザーと同様に、助産師のマーガレット・マーフィーが医療者のためのガイドラインに従うとしたら、彼女はチャールズに危険を知らせなければならないという結論に達するであろう。

読者に

この助産師はこうした状況にどう対応すべきだと思いますか。もう一度第五章を読み直し、この六－一の事例で秘密保持の原則を守ることにする場合と破ることにする場合の理由を、それぞれ述べなさい。

患者をとりまく状況

事例六－一のキキとチャールズがおかれている状況は、これまでに取り上げたどの事例よりも複雑である。この事例では、単に開示・非開示の妥当性を論じるだけではなく、様々な事柄を考えなければならない。アフリカから逃れてきたキキとチャールズは、非常に弱い立場にある。キキは、アイルランドに来てから暴力的になった夫に対して、恐れをいだきながら生きている。

秘密保持の問題のほかに、助産師が考えなければならないのは、

一、キキはどんな生活を送っているのか、
二、自分とキキとの信頼関係をどうやって築くか、
三、キキが暴力を振るわれるおそれはどの程度あるのか、
四、チャールズは助けを必要としているのではないか、

ということである。

一、マーガレットは現在のキキの生活状態や背景をどの程度知っているのだろうか。キキはすでに、ダブリンに来てから夫が暴力を振るうようになったと述べている。マーガレットは、キキや子どもが受けている暴力のことをもっと詳しく知る必要がある。もしかしたら、キキにとっては、HIVの影響よりも暴力による直接的な危害のほうがずっと大きいのかもしれない。もしかしたら、キキの子どもたちも、危険に曝されているのかもしれない。

マーガレットは、アイルランドにおけるHIVやエイズの対処法には精通しているかもしれない。しかしこの問題を解決するためには、キキの祖国ソマリアのHIVやエイズの考え方も知っておく必要がある。

二、マーガレットは、キキを援助するために、キキとの信頼関係を築く必要がある。そのためには、身分、人種、収入、仕事上の立場、健康状態などの違いが障害にならないように、気をつけなければならない。彼女は、白人のアイルランド人で、専門技術をもち、専門職についている。一方、キキは生命を脅かす病気に罹り、夫の暴力に怯えながら、人種偏見のある町で暮らしている黒人女性である。キキの英語力は、物事を理解したり決定したりするのに支障はないのだろうか。病院に来るバス代や薬代は大丈夫なのだろうか。キキは以前に、欧米人の医師に診てもらったことがあるのだろうか。そのときの経験がマーガレットとの関係や治療に影響を及ぼすようなことはないだろうか。こうしたことを、マーガレットは考えなければならない。

三、キキはマーガレットに、自分がＨＩＶに冒されていることを話したら、夫のチャールズに殺されてしまうと語っている。マーガレットは、キキや病院スタッフがその話をしたときに、チャールズが暴力を振るう恐れがあることを考慮する必要がある。その可能性を考えると、彼には——少なくとも当分の間は——知らせないほうがよいかもしれない。

四、マーガレットは、チャールズ自身のことも考慮しなければならない。もしかしたら、チャールズはすでにＨＩＶ保有者で、彼自身がキキにウイルスを感染させたのかもしれない。もしそうであれば、彼も治療とケアを受ける必要がある。

さらに、チャールズは別の助けも必要としている可能性がある。もしかしたら彼は、戦争に生き残った多くの人々と同様に、外傷性ストレス障害に陥っているのかもしれない。助産師は、キキがＨＩＶ保有者であるという事態をキキとチャールズがきちんと受け止められるようになるためには、産婦人科以外の様々なサポートが必要であるという結論に達することになるかもしれない。

このように、複雑な状況にある患者を扱うには　様々な知識や配慮が必要になるのである。

読者に

①事例六‐一の助産師が考えなければならない問題を四つ挙げましたが、それ以外にもあると思いますか。

②アイルランドの中流階級の白人女性が、キキと同様の暴力の危険にさらされているとしたら、助産師はどうすべきだと思いますか。キキに対するのと同じ対応をすべきだと思いますか（Fry and Veach 2000 : 282-4 の説明を参照のこと）。

この事例によっても分かるように、看護師や助産師は、倫理原則や職業上・法律上の義務に関する知識だけではなく、患者がおかれている状況を理解する洞察力も持ち合わせていなければならない。また、医療者と患者との関係自体に問題がある可能性についても、認識している必要がある。

まとめ　六－一

複雑な状況におかれている患者を扱う医療者には、次のことが求められる。

＊患者がおかれている状況を理解していること。
＊その理解をさらに深めること。
＊信頼関係を阻害する要因を取り除くこと。
＊患者以外の人間にもサポートが必要な可能性があることを認識していること。

事例五－一をもう一度見直す

事例六－一で学んだことを踏まえて、事例五－一をもう一度見直してみよう。私たちは第五章で、ヘルス・アドバイザーのノーマ・フリンには、患者のマーフィー氏とその妻のマーフィー夫人の両方に対する義務があることを示し、患者である夫に対する義務よりも、マーフィー夫人に知らせて深刻な被害を回避させる義務のほうが勝っていることを指摘した。第五章は、このヘルス・アドバイザーはどうすべきか、という問題を提起して終わっている。次に挙げる日記によって、ノーマがどうすることに決めたかが分かる。

事例六－二　ビル・マーフィーの日記から

先月来、私は地獄の苦しみを味わっている。どうすればよいのか分からない。四人の子ども、メアリー、会社の同僚、スキバリーンの友人たち……。彼らが知ったらどうなるだろう。すべてを病院に任せたら、みんなが知ることになる。少なくともメアリーは知ることになる。でも、自分で彼女に言うことはどうしてもできない。

トムのせいだと思う。私がメアリー以外の相手とセックスしたのは彼だけだ。三年前に、彼がこの町にやって来てキャッスルホテルで働き出した頃のことだ。それを現実のことだと信じることがほとんどできなかったことを覚えている。自分が別の男性と愛し合うなんて思ってもみなかった……。だが、私はトムを愛することができたのだ。

そして今、このざまだ。彼は元気なのだろうか。今では資格を取ってどこかで会計士をやっているのだろうか。それとも発症したのだろうか。彼は自分が何の病気か知っているのだろうか。

——もう死んでしまったのだろうか。私は死ぬのだろうか。メアリーはどうなるのか。

この日記で分かるように、ビル・マーフィーが妻に告げることを拒んだあと、ノーマは、ビルが自分の病気を受け入れられるようになるまで待つことにしたのだった。それから、ビル（あるいはノーマ自身）が彼の妻にＨＩＶのことを話せばよいと考えたのである。ビルは、ほかの誰かを危険にさらすような行為はしないこと、ノーマと一緒にカウンセリングを受けること、そして日記をつけることを、約束した（右に挙げたのは、その日記からの抜粋である）。

読者に

このヘルス・アドバイザーの対応を、あなたはどう思いますか。

ノーマは、ビルが自分のおかれている状況を受け入れられるようになるまで、時間をかけてサポートしようとしている。それは、彼女がビルの不安や恐れを理解し、自分との関係が彼の治療や生活にとって重要な意味をもつことを知っているからである。もしノーマが、ビルの妻が検査を受けに来ても、彼が両性愛者《バイセクシャル》であることは知らせないということをビルに約束すれば、彼は、ノーマが両性愛に対して偏見をもっていないことを感じとり、その結果、ＨＩＶの診断結果について妻と話し合うことに同意するかもしれない。しかし、ビルが自分の両性愛について妻と話し合うようになるまでには、さらに時間がかかるかもしれない。

多くの性感染症予防団体が、治療における医療者と患者の関係の重要性に注目している。たとえば英国の「性感染症アドバイザー協会（SSHA）」のガイドラインは、患者との関係に関するヘルス・アドバイザーの義務を強調している（二〇〇四）。最近、アントワネット・ウッドマンが、アイルランドの病院の泌尿器科におけるパートナーへの開示に関する研究を行なっているが、その研究結果も、ノーマの参考になるかもしれない。ウッドマンは、性感染症の罹患者は、混乱、怒り、非協力的な態度を示すことがあるので、慎重に対応する必要があることを指摘している。彼女が聞き取り調査を行なったあるヘルス・アドバイザーの次の言葉は、パートナーへの開示の難しさを示している。

人々は、パートナーに開示するということに、狼狽したり腹を立てたりする可能性があります。それは自分の生活への侵害だと考えるのです。確かに、その通りなのです。そのため私たちは、判断をさし控え、慎重に対応するようにしなければなりません（Woodman 2003 : 80）。

私たちは、情報の開示が人々の生活に大きな影響を及ぼす可能性があることを、十分にわきまえておく必要がある。開示する際には、細心の注意を払ってことを運ばなければならない。ノーマやマーガレットがそうであったように、医療者は、道徳的、医学的、法律的ガイドラインを参考にするだけではなく、それ以外のことを考慮しなければならない。ガイドラインは、指針を与えてはくれるが、特定の状況に対する個別的な解決を与えるものではない。個々の問題の解決には、一般原則に照らして問題を検討するだけではなく、様々な周辺の事情を考慮にいれる必要があるのである。

患者の状況を理解する

先に挙げた三つの事例からも、患者のおかれている状況に関する医療者の理解が、患者との関係や治療にとって重要な意味をもつことが分かる。たとえば、事例五－一のヘルス・アドバイザーのノーマが、立派な実業家であるマーフィー氏が妻を守るという責任を果たそうとしないことだけに目を向けて、妻や友人たちに関する彼の悩みや苦しみに注意を払わないとしたら、彼女は、彼の現実を理解することはできないであろう。ノーマはマーフィー氏に日記をつけるように勧めた。それは、患者自身が自分の状況について語ることの重要性を、彼女が認識していることを示している。事実ビルは、トムとの関係を日記に書くことによって気持ちの整理がつき、自分と家族を助けてくれるようにノーマに頼むことになるかもしれない。

同様に、もし事例六－一の助産師マーガレットが、HＩVについて夫に話すことをキキが拒んでいることだけに注意を向けるとしたら、彼女は、キキと彼女の子どもたちにとってもっと差し迫った問題——殺されるかもしれない危険——を見逃すことになるであろう。しかし、もしマーガレットが、キキがおかれている状況を理解すれば、彼女は、キキをサポートし力づけることができるのである。

要するに、問題の解決には、患者がおかれている状況を看護師や助産師がどう理解するかということとが重要なのである。書物（たとえば本書）における問題の提示の仕方も、その問題の理解のされ方に、大きな影響を与える。たとえば、事例五―一は三人称で語られている。その結果私たちは、マーフィー氏に関するノーマのジレンマを、客観的な事実の叙述として読むのである。この事例をもう一度読み直し、そこで語られていることと語られていないこと（表わされていないこと）を、考えてみよう。そうすることによって、新しく見えてくるものがあるのではないだろうか。

読者に

これまでに本書で取り上げた事例の一つを選び、それを患者の立場から書き直して見ましょう。患者の立場から見直すと、問題の理解の仕方が変わるかもしれません。

結論

ビルやキキが直面したような問題は、幸いなことにそれほど頻繁に起こるわけではない。しかしそれらは、倫理的な決定や行動には、複雑な要因が絡まっていることを理解させてくれる。事例五―一と六―一のヘルス・アドバイザーや助産師がそうしたように、患者自身の話や周囲の状況に注意を向けるようにすれば、問題の決着は、必ずしも、マーフィー氏が負けマーフィー夫人が勝つとか、キキが勝ちチャールズが負けるというような、勝ち負けの形になるとは限らない。問題を倫理的に解決するというのは、危害を避け、当事者たち全員の利益をはかるということなのである。

困難な問題を処理するためには、倫理原則・条例・法律の知識、倫理的感受性、洞察力、コミュニケーションの技術などが必要になる。倫理的であるということは、患者の立場に立って患者の現実を理解し、それと同時に、それ以外の人々の声にも耳を傾けて彼らの利益も守られるように努めるということである。最近、患者による意思決定を重視する二つの道徳理論が現れた。ケア理論とナラティヴ理論である。これらの道徳理論については、第十九章で説明することにしたい。

*以下の語については、巻末の用語解説を参照のこと。
ケア倫理学（ethics of care）　**ナラティヴ倫理学**（narrative model of ethics）

第七章　看護と医療のインフォームド・コンセント

本章で学ぶこと

＊インフォームド・コンセントの倫理的・法的基盤。
＊インフォームド・コンセントに関する看護師の役割。
＊インフォームド・コンセントの示し方。
＊インフォームド・コンセントの定義。
＊インフォームド・コンセントの三要素――コンピタンス、情報、権限の委譲。

はじめに

ごく一部の例外を除いて、医療、看護、医療研究には、患者や被験者の同意が、倫理的、法律的に不可欠なものとされている。ここ三〇年の間に、患者や被験者に治療や研究の内容をよく伝えた上で、同意を得る必要があることが、一般に認められるようになった。そのため、①自分が受ける治療や参加する研究について詳しい情報を与えられ、②その上で同意・不同意を表明するインフォームド・コンセントの原則が、医療者、研究者、倫理学者、法律学者たちによって、広く用いられるようになった。

以前から、被験者のインフォームド・コンセントは、彼らの利益と権利を守るために必要なものとされてきた。しかし、看護、医療、介護に関するインフォームド・コンセントが必要とされるようになったのは、比較的最近のことである。その基になっているのは、無危害、仁恵、自律の原則である。まず、インフォームド・コンセントは、患者の人間的尊厳とプライバシーを尊重し、身体への侵害、暴行、欺瞞、強制から患者を守るためのものである。インフォームド・コンセントのない治療を行なえば、医療者と患者の関係は崩れる。場合によっては、不法侵害や暴行という理由で民事訴訟を起こされたり、暴行罪、加重暴行罪、強制わいせつ罪などの刑事事件になったりする可能性がある。

次に、インフォームド・コンセントは、患者の健康を促進するという仁恵の精神に則ったものである。なぜならば、患者が治療に関する決定に加わることによって治療効果が上がり、患者の病状の改善が期待できるからである。すなわち、インフォームド・コンセントによって、

一、患者は治療やケアを積極的に受け入れるようになる。たとえば、運動が必要な理由が分かっていれば、患者は、積極的に運動しようとするであろう。

二、適切な診断や予後が可能になり、ケアの質を高めることができる。患者は、意思決定のプロセスに参加することによって、医療者に自分の状態やニーズを詳しく伝えることができる。

三、患者は、治療に関する希望を医療者にすべて伝えることができる。たとえば、末期ガンの患者が、息子の結婚式に出るためにその週の化学療法をキャンセルしたいと思った場合には、そのことを伝えることができる。

長い間、インフォームド・コンセントは無危害と仁恵を目的としたものであるという考えが、一般に受け入れられていた。しかし、最近になって、患者の自己決定権を守るものとしてのインフォームド・コンセントの考え方が現れてきた。勧められた治療と他の治療の利点と欠点が分かれば、その治療を受けるかどうかを決めることができるからである。患者がある治療に同意するとき、その治療は、患者自身の目的になる。すなわち患者は、他人の目的の道具ではなく、自分自身の目的を遂行する当事者になるのである。

二〇世紀に起きた数々の訴訟事件によって、インフォームド・コンセントは患者の自己決定権を守るものであるという理解が深まった。たとえば、合衆国で起きた画期的な訴訟事件、シュレンドルフ対ニューヨーク病院協会事件（一九一四）で、カードーゾ判事は、次のように述べている。

正常な精神をもつすべての成人は、自分の身体に対してなされることを決定する権利を有している。そのため、患者の同意なしに手術を行なう医師は、侵害罪を犯すことになる〔[1914] 211 NY 125〕。

カードーゾ判事は、コンピタンスを有する患者の同意を得ないで手術を行なうことは侵害罪にあたるとしただけではなく、コンピタンスを有する成人の「自分の身体に対してなされることを決定する権利」を強調している。このように自己決定権に重点をおくインフォームド・コンセントの捉え方は、多くの国々の判例法に見出すことができる。

まとめ 七－一

インフォームド・コンセントの基にあるのは、次の原則である。

＊無危害の原則——患者への危害を防ぐこと。インフォームド・コンセントは、侵害、暴行、欺瞞、強制から患者を守る。

＊仁恵の原則——患者に利益を与えること。インフォームド・コンセントは、治療効果を高める。

＊自律の原則——患者の自律性を尊重すること。インフォームド・コンセントは、患者の自己決定権を守る。

看護とインフォームド・コンセント

長い間、世界中の看護師が、医療や看護に関するインフォームド・コンセントがきちんと行なわれるように、患者の自律性を高めようと努めてきた。それは、インフォームド・コンセントに関する看護師の役割が必ずしも明確ではないために、容易なことではない。たとえば、手術に関するインフォームド・コンセントを行ったり、薬剤、CPR（心肺蘇生）、DNR（蘇生拒否）などに関する指示を出すのは、医長の仕事である。しかしそれを実行するのは、看護師たちである。また、決定された治療や投薬の結果が良くても悪くても、それに立ち会うのも、患者や家族と日常的に接している看護師なのである。

このほか、看護師が直接責任を負うことになる多くの仕事――たとえば、傷の手当、採血、注射や予防接種など――がある。また、看護師には、患者に適切な情報や助言を与え、治療やケアの選択肢を調べる責任もある。

有名な「チューマ対看護局事件（一九七九）」は、患者の自律的な意思決定を援助しようとする看護師が直面する困難な問題を浮き彫りにした事件である。この事件では、看護師が代替治療に関する情報を白血病患者に与えたことが問題にされた。

事例七－一　患者に代替治療の話をした看護師

一九七六年に、看護実習の指導教官だったジョリーン・チューマは、アイダホ州のツイン・フォールズ・クリニック・アンド・ホスピタルで、学生の指導をしながら看護を行っていた。末期患者のケアに関心があった彼女は、骨髄性白血病のグレース・ワールストロームの担当を願い出た。グレースは、自分の病気が末期であること、化学療法が最善の治療法であることを、医師から聞かされていた。医師は彼女に、化学療法には免疫機能を低下させる副作用があり、その結果、感染症に罹りやすくなる危険があるということも、伝えていた。「しかし、感染症を防ぐ治療法もあるので、安心して下さい」と医師はつけ加えた。

チューマは、三月三日にグレースの看護を始め、グレースが一二年前から白血病と闘っていること、これまで生きて来られたのは信仰のお陰だと思っていることを知った。患者と看護師は、化学療法の副作用について話し合い、別の病院で行われている食事療法やハーブ療法などの特殊療法のことも語り合った。グレースは、自分はなるべく自然に近い治療を受けたいので、今晩、この代替療法について自分の家族と話し合ってもらえませんか、と看護師のチューマに頼んだ。チューマは、そうしましょう、と答えた。

ワールストローム夫人がその話し合いのことを家族に話すと、家族は医師にそのことを伝えた。医師は、その話し合いについては何も言わず、患者の意思を尊重して、その晩八時に予定されていた化学療法を延期した。その晩看護師は、患者と家族に、予定されている化学療法、その副作用、利用できる代替療法などについて話した。彼女はそれと同時に、退院した場合には、治療

（とくに輸血）を受けるのが困難になることも告げた。その話し合いの結果、患者と家族は、やはり退院せずに化学療法を続けることにした。二週間のあいだ、ワールストローム夫人は化学療法の副作用でほとんど昏睡状態にあり、結局、一九七六年三月一八日に死亡した。

三月下旬に、アイダホ州看護局は、一通の訴状を受け取った。看護師のチューマが、患者に代替治療の話をして治療の妨害をしたが、これは「反職業的行為」である、という訴えである。公聴会が開かれた結果、看護師のチューマの行為は職業倫理にもとるという結論が出され、チューマは、看護局と地方裁判所によって、免許停止処分を受けた。しかし、チューマ看護師がアイダホ州最高裁判所に上訴した結果、この処分は覆された。最高裁判所は、彼女の行為は法律上「職業倫理にもとる行為」ではなく、彼女の免許を停止する正当な理由はない、という結論を出したのである（Tuma v. Board of Nursing, [1979] 100 Idaho 74, 593 P. 2d 711 n. 66)。

この事例は、インフォームド・コンセントに関する看護師の義務に関わる重要な問題を提起している。この事例の患者は、化学療法がどういうものなのか完全には理解していないように見える。また、化学療法に代わる治療法については、何も告げられていない。その場合、看護師はどうすればよいのだろうか。それを考えるためには、次の点を明らかにしなければならない。

一、治療に対する患者の同意を得るために、医療者に求められることは何か。

二、ワールストローム夫人がインフォームド・コンセントを与えられるようにすることは、どの程度重要なのか。
三、この事例でインフォームド・コンセントを得る必要がないとすれば、その理由は何か。
四、インフォームド・コンセントの必要があるとすれば、彼女には、治療に関する情報をどの程度与えられる権利があるのか。

コンセントの示し方

コンセントの示し方でまず思い浮かぶのは、明示的コンセント——口頭あるいは文書で明確に行われるコンセント——である。たとえば、グレース・ワールストロームの事例では、文書だったたか口頭だったかはっきりしないが、彼女のコンセントが明示的なものであったことは、明らかである。

コンセントには、暗黙のものもある。教師が学生たちに、講義中は教室から出ないように、と言った場合を考えてみよう。学生たちは、頷いたり、首を振ったり、何か言ったり、立ち上がったりしないで、黙っているであろう。彼らは、教師の言葉に対して、暗黙のコンセントを与えているのである。その場合教師は、学生たちが教室から出ていかないことを期待することができる。

さらに、暗示的な（行為によって暗示される）コンセントもある。たとえば、患者は、腕を差しだすことによって、採血への同意を示す。あるいは、ある処置（たとえば採血）に対する同意が、別のこと（たとえば、腕を圧迫して静脈を浮き上がらせること）に対する同意を暗示する場合もある。

看護のコンセントには明示的なものよりも暗示的なものが多いことが、これまでの研究で明らかになっている。ただ、暗示的なコンセントには、厄介な問題がある。患者が、暗示的コンセントを与えているのか、単に医療者の指示に従っているだけなのか、区別がつけにくいからである。たとえば、ヘレン・アビヤードは、英国で行った調査（2002）に基づいて、服従と暗示的なコンセントが混同されやすいことを指摘している。アビヤードは、英国の二つの総合病院で六つのフォーカス・グループを用い、三〇名の看護師に対する綿密な聴き取り調査を実施して、看護のコンセントに関する質的研究を行った。その結果、看護師たちが情報をきちんと与えていないこと、多くの患者が看護師の言うことにただ従っているだけであること、インフォームド・コンセントが実際には行われていないことが分かった。患者は看護師に従っているだけなのに、看護師たちは看護に対する暗示的コンセントが得られていると思い込んでいたのである。たとえば、聴き取り調査を行った看護師の一人は次のように述べている。

私は、患者は自分が何の薬を飲んでいるのか知っていると思っていたのですが、長いあいだ強心剤を飲んでいた長期入院患者たちに質問してみて、彼らが何の薬を飲んでいるのか全く知らないことが分かりました。彼らは私たちに任せきっているのです。驚いてしまいます。そういう患者が沢山いるのです。入院して一週間ぐらい経った患者に、「どこに注射しましょうか。これが何の注射か分かりますか」と訊いてみると、「いいえ、分かりません。昨日は腕に突き刺されて、すごく血がでたんです」と言うのです。それで私は、どんな注射にもコンセントが得られているわけではないと思っています（聴き取り調査二）（Aveyard 2002 : 204）。

アビヤードは、黙従と暗示的コンセントを区別するのは難しいことを指摘し、次の例を挙げている。

患者Aは、そうするように言われたので（何も知らされず、おそらく強制されて）、腕を差し出す。彼女は黙っている。看護師はそれを暗示的コンセントであると思い込み、ワクチンを接種する。患者Aは、情報を与えられておらず、ワクチンを接種されるとは思っていないし、それを望んでもいない。

患者Bも、腕を差し出す。彼女はワクチンの内容は聞かされているが、本当は接種したくないと思っている。しかし、患者Bが黙っているので、看護師はそれを暗示的コンセントであると思い込み、ワクチンを接種する。

三人目の患者Cも腕を差し出す。彼女は、ワクチンについて詳しい説明を聞き、積極的に接種を望んでいる。三人とも黙って腕を差し出すのであるが、それが暗示的コンセントになるのは、患者Cの場合だけである（Aveyard 2002 : 205）。

アビヤードは、暗示的コンセントが、看護では重要な役割を果たしていることを認めている。そして、看護師たちが、単なる黙従と暗示的コンセントを慎重に見極める必要があることを指摘している。グレース・ワールストロームとジョリーン・チューマの問題を検討する前に、インフォームド・コンセント全般について、見ておくことにしたい。

インフォームド・コンセントの定義

インフォームド・コンセントに必要な要件やその示し方については、倫理的・法的に様々な意見があるかもしれない。しかし、インフォームド・コンセントには次の三つが不可欠であるということには、異論がないであろう。

一、コンピタンス——患者がコンセントを与える能力を有していること。
二、情報——患者が治療の内容、リスク、利点を知らされていること。
三、権限の委譲——患者が治療を行なう権限を医療者に委ねること。

これは、次のようにまとめることができる。

インフォームド・コンセントは、コンピタンスを有する人間が、情報を与えられ、治療のリスクや利点を理解して、自分を治療する権限を医療者に委ねるときに成立する。

読者に

　自分自身の言葉で、インフォームド・コンセントについて簡単にまとめてみましょう。そして、この章を読み終わった時点で、もう一度それを見直してみましょう。

コンセントのコンピタンス

　コンピタンス（competence）というのは、医療における意思決定に関して用いられる言葉であり、第一章で考察した自律性――熟慮したうえで自発的、意図的に行動することができる能力――を表す。しかし、法的に意思決定能力の有無を表すときには、自律性という語よりもコンピタンスという語がしばしば用いられる。ここで、医療に関する意思決定におけるコンピタンスの役割を、明らかにしておかなければならない。

　コンピタンスには、特定のカテゴリー全体に関するものと、個々人に関するものがある。まず、ある個人のコンピタンスの有無は、その人間がどのカテゴリーに属しているかということによって決まる。たとえば、成人は（特別な理由がない限り）、自分の治療に関する意思決定を行うコンピタンスを有していると考えられている。それに対して、子どもには（少なくとも一六歳になるまでは）、治療に関する意思決定能力が法律上認められていない（子どものインフォームド・コンセントについては、第八章を参照のこと）。

次に、ある個人のコンピタンスの有無は、その人間がどのような決定を行うかということによって決まる。その場合のコンピタンスは、「あることを行なう能力」であり、その有無を決める規準は、その行動に必要とされることによって異なる（Beauchamp and Childress 2001 : 70）。あることを決めるのには、それに必要なコンピタンスが用いられる。たとえば、食べるものや着るものを決定するコンピタンスはあっても、治療を決定するコンピタンスはないということもあるし、治療に関しても、ある治療に同意するコンピタンスはあっても、別の治療に関する決定を行うコンピタンスはないという場合もある。さらに、個人の決定能力は、時と共に変動する可能性もある。普通、決定する事柄が複雑で簡単には行かない場合、高度な決定能力が求められることになる。

アイルランドの法医学者デアドラ・マッデンは、コンピタンスの判定方法について、次のような疑問を呈している。

> ある人間のコンピタンスの有無を、その人間の属しているカテゴリーによって決めるということは、その人間が将来行うあらゆる決定のコンピタンスも決めることになるのだろうか。将来行われる決定のコンピタンスは、個別的に検討する必要があるのではないだろうか（Madden 2002 : 397）。

マッデンは、コンピタンスをカテゴリーによって決めることの危険性を指摘している。たとえば、精神分裂病や学習障害のあるすべての人間をコンピタンスがないと決めつけるのは、多くの人々を、彼らが決定できる事柄から排除することになる（Madden 2002 : 397–8）。

医療においても法律においても、個々のコンピタンスは、その人間が情報を理解し、それを用い、決定した結果がどうなるかを勘案することができる能力に基づいて、決められる。ビーチャムとチルドレスは、コンピタンスについて次のように述べている。

> 患者や被験者が決定を下すコンピタンスを有しているか否かは、必要な情報を理解し、その情報を自分の価値観にしたがって判断し、自分がどうしたいのかをはっきりさせて、医療者や研究者に自分の希望を自由に伝える能力があるか否かによって、決まる（Beauchamp and Childress 2001 : 71）。

この考え方によれば、治療の内容を理解し、その利点とリスクを勘案し、熟考した上で自由に決定を下すことができる場合には、コンピタンスがあると見なされることになる。この規準は、痴呆度評価、知能検査、時間や場所の認知テストなどで、コンピタンスを測る規準として広く用いられている。

一九九四年に英国で行なわれた裁判で、コンピタンスの法的規準が示され、治療を拒否する患者の権利が認められた。この権利が英国で認められたのは、この裁判が最初である。それは、自分を外科医であると思い込んでいる妄想型統合失調症の六八歳の男性に関する裁判だった。この男性の脚が壊疽にかかったとき、担当医は、彼の生命を救うために、その脚を切断することを勧めた。しかし彼が拒否したので、訴訟事件になり、結局、彼には担当医の勧める治療を拒否するコンピタンスがあるという判決が下されたのである。すなわち、彼は、妄想型統合失調症であっても、

一、与えられた情報を理解し、

二、それを自分自身の問題として認識し、

三、いろいろ考えたのちに、

四、拒否すれば死ぬかもしれないことが分かった上で拒否した、

ということが認められたのである。

ドネリーは、この判決を評価して、次のように述べている。

ここでは、患者のコンピタンスを判断する際に、勧められた治療の内容を理解する能力だけではなく、それを自分自身の身に当てはめて考える能力があることを重視している。すなわちこの患者は、足を切断しなければ死ぬかもしれないことを認識しているのである。それは、拒食症の患者が、何も食べなければ死んでしまうことを頭では理解していても、それを自分自身の問題としては考えられないことと、決定的に異なっている（Donnelly 2002 : 51–2）。

この事件は、コンピタンスの判定に関する新たな考え方を示した。この事件の患者は、生命が危険

にさらされているにもかかわらず、一見奇妙にみえる決定を行い、医療者が勧める治療を拒否した。そのような場合、医療者はしばしば患者のコンピタンスを問題にするのであるが、この事件では、患者のコンピタンスが認められたのである。

この判決は、その人間の精神状態を疑わせるような奇妙な決定と、軽率でいい加減な理由に基づいた決定とを、慎重に区別しなければならないことを示している。この点について、ドネリーは「患者の決定が合理的なものであることと患者がコンピタンスを有していることとの間には本質的な結びつきはない」と述べている（Donnelly 2002 : 47）。マッデンは、ドネリーのこの考えを支持し、医療者は決定に至るプロセスとその決定の結果とを区別しなければならないことを強調して、次のように述べている。

> 重要なのは、「まともな人間がそんな決定をするはずはないから、その患者にはコンピタンスがないに違いない」という思い込みに基づいて、決定を覆してはならないということである（Madden 2002 : 400）。

読者に

先に挙げた事例で、もしグレース・ワールストロームが、化学療法を受けないことに決めたとしたら、医療者はどうすべきだと思いますか。

ドネリーやマッデンの考え方に従うとすれば、ワールストローム夫人の希望は尊重されなければならない。なぜならば、彼女の考えは、一般的なものではないとしても、コンピタンスを疑わせるほど、奇妙なものではないからである。彼女がコンピタンスを有しているのは、明らかである。事実、その後夫人の身に起こったことを考えれば、化学療法に対する彼女の懸念は間違っていなかったのである。

情報

コンピタンスを有している患者に、治療に関する情報を与えることになったとき、どの程度の情報を与えればよいかという問題が出てくる。治療の内容、治療を受ける（あるいは拒否する）場合のリスク、別の治療法などについて、どの程度知らせればよいのだろうか。ごくわずかな情報しか与えなければ、医療者は患者を自分の言いなりにさせることになる。一方、不必要に情報を与えすぎるのもよくない。どの程度情報を与えればよいかを、決める方法はないのだろうか。

医療者が患者に与える情報の種類やレベルは、インフォームド・コンセントの捉え方によって左右される。インフォームド・コンセントを、よい治療を行うために必要なものと考える医療者は、治療の安全性、リスク、副作用などについて、患者と話し合うであろう。これは、先の事例の医師がワールストローム夫人に対して行ったことである。一方、インフォームド・コンセントを、患者の自己決定権を高めるプロセスとして考える医療者は、情報の提供をもっと幅広いコンテキストで考えるであろう。彼らは、インフォームド・コンセントというものを、開示と一方的説明《モノローグ》としてではなく、やりとりと対話として考える。

医療における開示の規準には、医学的規準、理性的患者の規準、個別的規準の三種類がある。これらは様々な裁判でも用いられている。

医学的規準

この規準に従えば、患者に提供される情報は、その専門領域における有能な医師たちが医学的に適切だと認めるものでなければならない。この規準は、ボーラム対フリーアーン病院運営委員会の訴訟事件（一九五七）に因んで、しばしば「ボーラム規準」と呼ばれる。この事件は、骨折の危険があることを説明しないで、精神病患者に麻酔を用いない電気ショック療法（ＥＣＴ）を行った事件であるが、裁判所は、患者の状態を考えれば、ＥＣＴに伴う危険を医師が知らせなかったのは妥当であるという判決を下した。

理性的患者の規準

二つ目の開示規準は、医師ではなく、患者の視点に立った規準である。この規準に従えば、理性的な患者が治療に関する決定を行うのに必要な情報は、すべて与えられなければならない。また、リスクの可能性についても、すべて開示されなければならない。これは比較的新しい規準で、公に用いられたのはカンタベリー対スペンス訴訟事件（一九七二）が最初であり、医学的基準ほど定着していない。この事件は、一九歳の青年が円板破裂の疑いで手術を受け、その結果麻痺状態に陥った事件である。裁判における医師の主張は、麻痺のリスクがあることを患者に知らせると、患者が必要な手術を受けなくなる可能性があったが、麻痺の可能性は一パーセントに過ぎなかったから、手術を受けさせたのは妥当な処置である、というものだった。しかし裁判所は、その医学的規準を取らず、医師はすべてのリスクを判断力のある個人に対して開示しなければならない、としたのである。

個別的規準

理性的患者の規準は、医療者が（患者の利益を考えて）告げようとすることと、患者が（自律的決定を行なうために）知りたいと思うこととのギャップを埋めようとするものである。この理性的患者の規準に内在する問題点は、すべての人間が同じではないこと、また、理性的とは何かということについての合意が簡単には得られないことである。個別的規準は、そのような個々人の考え方の違いを考慮にいれたものである。フライとビーチ（2000 : 338-9）は、個別的規準について次のように述べている。

個別的規準は、理性的な人間が知りたいと思うことを、患者個人のニーズと欲求に合わせて修正し、それを開示するものである。そのためには、何か気がかりなことがあるか患者に訊いたり、個別の情報をつけ加えたりする必要が出てくるかもしれない。

個別的規準が重視するのは、患者の理解を深めることである。その場合、医療者は情報を与えるだけではなく患者の話を聴き、理性的な患者に必要なことだけではなく、個々の患者が必要としていることを考えなければならない。医療者は、患者がすでに知っていることは何か、これから知りたいと思っていることは何か、それをどの程度知らせればよいかを判断するために、患者に質問することになろう。

一般に産科では、個別的規準が用いられる。ヘザー・ドレーパーは、何か月にもわたる妊娠期間中に継続的なケアが行なわれる場合には、助産師と妊婦との間に特別な結びつきが生まれることを指摘している。

出産に関するコンセントを得るのに必要なのは、契約関係ではなく、カウンセリングと情報の交換である。そこでは、様々な場合に予想されることが話し合われる。助産師たちは、このような話し合いを通して妊婦の理解を深めることを、これからの規範にしなければならない。実は、すでに規範になりつつあると言えるかもしれない。現在では、妊婦たちが分娩の前に出産計画を立て、同意あるいは拒否する事柄を文書にするのも、まれなことではない（Draper 1996 : 27; Lewison 1996も参照のこと）。

ただし、出産計画は（「事前指示」と同様に）決定的なものではなく、産婦の意思によって、明記されている条件（たとえば硬膜外麻酔の希望など）を、出産までに変更することができる。同じ助産師が継続的にケアを行なっている場合には、助産師と妊婦は何か月にもわたって、コンセントのための話し合いを続けることになる。

読者に

ジョリーン・チューマは、治療の選択肢についての情報をグレース・ワールストロームに与える際に、何らかの開示規準を用いることになります。三つの開示規準のそれぞれを用いる場合について、考えてみましょう。

①医学的規準を用いる場合、看護師にはワールストローム夫人と代替治療について話しあう義務があるでしょうか。

②理性的患者の規準を用いる場合、看護師の義務はどうなるでしょうか。理性的な人々はハーブ療法や自然療法に関する情報を求めると思いますか。

③個別的規準を用いる場合、看護師には何が求められるでしょうか。チューマ看護師には、代替治療についての患者の質問に答える義務があるでしょうか。

④情報の提供に関連して、交換、対話、開示、一方的説明《モノローグ》という言葉が出てきましたが、それぞれの言葉で思いつく事柄を書き出してみましょう。グレース・ワールストロームに対する医師と看護師それぞれの態度には、どの言葉が当てはまると思いますか。

⑤この事例の問題点は、看護師が患者や家族にどういう情報を与えたかということよりも、その話し合いに医師を関わらせなかったことであるように思われます。医師と看護師の役割がもっとはっきりしていれば、この事例で起きた問題は避けられたかもしれません。あなたがジョリーン・チューマだったら、どう対応したと思いますか。

権限の委譲

我々は、インフォームド・コンセントにおいて重要なのは、権限の委譲だと考えている。ビーチャムとチルドレス（2001）やフェイデンとビーチャム（1986）も述べているように、医療者は、コンピタンスを有し情報を与えられている患者から、治療やケアを行なう権限を委譲されるのである。その前提になっているのは、医療の正当な意思決定者は患者であり、患者が決定を下し治療の指示をすべきである、という考えである（Madden 2002 : 412–3）。ビーチャムとチルドレスは、インフォームド・コンセントを、自律的な権限の委譲として捉えている。

インフォームド・コンセントというのは、単に、相手の提案に同意したり従ったりすることではなく、与えられた情報に基づいて、ある権限を自発的に相手に委譲することである（Beauchamp and Childress 2001 : 78）。

この著者らは、この意味のコンセントを、実際的なコンセントと区別している。

実際的なインフォームド・コンセントは、各組織が定めている共通のルールに従って行われる。それぞれの組織は、診断、治療、研究などを始める前に、患者や被験者から実際的なコンセントを得ることを、法律的・組織的に義務づけられている。この組織のルールに基づいた実際的なインフォームド・コンセントは、必ずしも自律的なものではないし、時には権限の委譲ですらない(Beauchamp and Childress 2001 : 78)。

現実に行われているのは、この二つ目のコンセントである。そこで求められるのは、組織のルールやガイドラインに則ったコンセントを得ることだけである。

読者に

①自律的であっても実際的ではないコンセントの例を挙げなさい。
②実際的であっても自律的ではないコンセントの例を挙げなさい。

未成年者のコンセント

この二種類のコンセントの違いを示すために、ビーチャムとチルドレスは、「成熟した未成年者（mature minor）」の例を挙げている。「成熟した未成年者」というのは、現行の法律ではコンセントを与える権限が認められていないが、治療やケアの権限を自律的に委譲する能力を有している未成年者である。この未成年者は、治療に関する権限を自律的に医療者に委ねることが出来るのだが、それは実効性をもたないのである。

一般に、医療についての決定を行なう子どものコンピタンスは、法的には認められていない。しかし、英国のギリック対ウェスト・ノーフォーク&ウィズビーチ事件（一九八五—六）で、暦年齢は、医療についてのコンセントを行なうコンピタンスを判断する「成熟度」を示すものではないことが明らかにされた。ギリック事件が上院で討議されたとき、スカーマン上院議員は、「決定を下すための理解力と知力を十分に有している子どもの決定権は、親の権利に優先する」と主張した（1986 AC 112 at 186.）（ギリック事件については、第九章にも説明がある）。

読者に

①医療に対するコンセントには、暦年齢よりも成熟度のほうが重要であるという主張について、あなたはどう考えますか。

②あなたは、子どもの決定権が親の決定権に優先する場合があるというスカーマン上院議員の意見をどう思いますか。
③親の同意を得ないで（あるいは親が知らないうちに）一六歳以下の子どもが受けられる医療には、どういうものがあるでしょうか。

まとめ　七―二

インフォームド・コンセントの示し方の種類

＊明示的コンセント――口頭あるいは文書で明確に示されるコンセント。

＊暗示的コンセント――自発的・意図的に同意していることが、行動や身振りによって暗示されるコンセント。

＊暗黙のコンセント――自発的・意図的に同意していることが、言葉や身振りでは表されず、状況で判断されるコンセント。

インフォームド・コンセントの三つの要件

［コンセントを行うコンピタンス］

コンピタンスとは、意思決定を行うことができる能力である。治療の内容を理解し、その利点とリスクを勘案し、それに基づいて自由に決定を下すことができるとき、その人間はコンピタンスを有していると見なされる。

［情報］

情報の開示は、三種類の規準に基づいて行われる。

医学的規準——医療専門家が医学的に妥当だと考える規準。

理性的患者の規準——理性的な患者を対象にした規準。

個別的規準——個々の患者に合わせた規準。

［権限の委譲］

医療やケアを決定するのは、医師や看護師ではなく、患者である。医療者は、医療やケアを行なう権限を患者から委ねられるのである。

インフォームド・コンセントの例外

緊急の場合、コンピタンスのない患者の場合、患者が知る権利を放棄した場合、治療上の特例を用いる場合には、例外として、インフォームド・コンセントは必要とされない。

緊急の場合

生命の危険があり、患者が必要なことを理解することも同意することもできず、治療に関する事前指示書の有無が確認できない緊急時には、医療者は、コンセントを得ないで治療を行なうことができる（事前指示に関する説明は後の項を参照のこと）。たとえば、事故で意識を失っている患者をコンセントを得ないで治療するのは、正当な行為である。

コンピタンスのない患者

患者のコンピタンスがはっきりしない場合は、医療者や法廷が、その有無を決定する。未成年者、重篤患者、精神障害のある患者、混乱状態や認知障害状態にある患者の場合には、その代理人が決定を下す。コンピタンスのない患者が下した決定は、医療者によって覆される場合がある。また、暫定的な代理人に決定を委ねたり、強制的に患者を施設に収容する場合もある。

裁判所は、コンピタンスのない患者のために、代理判断、事前指示、最善利益の判断に基づいて、治療に関する決定を行う。

代理判断は、患者の価値観や考え方をよく知っている人物によって行われる。その決定は、患者がコンピタンスを有していれば下したであろうと思われる決定である。

事前指示（リビングウィル）は、自分がコンピタンスを失って決定が下せなくなった場合にどういう治療を望むかということを、コンピタンスを有しているときに決めておく文書である。

最善利益の判断は、治療に関する決定を行う際に、予想される結果が患者の幸福を高めるものであるか否かを判断するものである（コンピタンスのない患者の医療に関する決定については、第十三章も参照のこと）。

知る権利の放棄

患者が、自分の病状、診断、予後について知る権利を放棄する場合がある。その場合、医療者は、患者の意思を尊重し、それらの情報を与えないようにしなければならない。これはしばしば、（患者が医療者にパターナリズムを行使することを許す）「同意のあるパターナリズム」と呼ばれる。

治療上の特例

これまでに挙げた三つの場合よりも問題のあるインフォームド・コンセントの例外は、治療上の特例である。医療者は治療上の特例を用い、患者に精神的な危害を与える可能性があるという理由で、患者に情報を与えないことができる。すなわち、患者の幸福を考えて、診断、予後、治療の選択肢に関する情報を与えないのである。ここで想定されている「危害」は、その情報を与えれば患者が一時的なショックを受けるとか、治療を拒否する可能性が出てくるとかいうようなものではなく、もっと深刻な精神的ダメージである。

まとめ 七―三

次の場合には、インフォームド・コンセントは行われない。

緊急時 生命の危険がある緊急時に、患者が必要なことを理解したり同意したりできないとき、そして、患者が何を望んでいたか確認することができないとき。

コンピタンスがない場合 コンピタンスがないと見なされる患者――未成年者、重篤・混乱・痴呆状態にある患者、精神障害を有する患者――の場合には、医療者、代理人、あるいは法廷が、彼らに代わって決定を下す。通常その決定は、代理判断、事前指示、最善利益の判断に基づいて行われる。

知る権利を放棄した場合 患者が、自分の病状、診断、予後について知る権利を放棄した場合。

治療上の特例 医療者は、治療上の特例を用い、患者に精神的なダメージを与える可能性があるという理由で、患者に情報を与えないことができる。

結論

本章で考察したジョリーン・チューマの事例は、患者の自己決定権を守ろうとする看護師が直面する問題を浮き彫りにし、インフォームド・コンセントの意味と重要性を我々に考えさせる。チューマは、患者のグレース・ワールストロームが十分な情報を医師から与えられていないと感じていた。そして彼女は、ワールストローム夫人の希望を叶えようとしたために、もう少しで看護師免許停止処分を受けるところだった。それは、同様の状況下で看護師たちが経験してきた葛藤と、自分の義務と信じることを遂行する看護師たちが支払ってきた代価を示している。

この事例によって分かるのは、インフォームド・コンセントというのは、同意を表わす言葉、頷いたり腕を差し出したりする行為、署名捺印することなどによっては測ることのできない、理解を深めていくプロセスだということである。患者が医療の権限を医療者に委譲できるためには、医療者の側に、想像力、コミュニケーション能力、倫理的な判断を下す能力が求められる。

インフォームド・コンセントに関してこの章で学んだことをふまえて、第八章では、人間を対象にする研究に関するインフォームド・コンセントが看護師に課す問題を扱う。

＊以下の語については、巻末の用語解説を参照のこと。

事前指示（advance directive）　**最善の利益規準**（best interest standard）　**コンピタンス**（competence）　**ギリック・コンピタンス**（Gillick competence）　**インフォームド・コンセント**（informed consent）　**医学的規準**（professional standard）　**理性的患者の規準**（reasonable person standard）　**個別的規準**（subjective standard）　**代理判断**（substituted judgement）　**治療上の特例**（therapeutic privilege）　**知る権利の放棄**（waiver）

第八章　研究・調査におけるインフォームド・コンセント

本章で学ぶこと

＊被験者の人権を無視した過去の研究。
＊被験者の保護に関する国際的倫理基準。
＊治療的研究と非治療的研究。
＊子どもを対象にする研究で看護師が直面する問題。

はじめに

医療研究は、人間の健康と病気に関する問題を系統的に考察して、問題の解決を図ろうとするものである。人間を研究対象にする場合は、無作為化試験、観察用機器、意識調査、聞き取り調査などが用いられる。その研究や調査は、研究所、病院、共同体など様々な場所で行われている。

人間の生と死に関する理解を深めるためには、人間を対象にした研究が必要になる。しかしその場合、研究者に許されることには限界がある。歴史は、数多くの研究が様々なかたちで人類の幸福に貢献したことを示している。しかしそれと同時に、研究者や研究組織の誤り、不注意、無知、貪欲、悪意が被験者たちに危害や死をもたらした暗い事件も、歴史に刻まれているのである。

現在では、危害を防いで被験者の人権を守ろうとする努力が実を結び、ほとんどすべての法律や医療規約に、仁恵、人間的尊厳の尊重、公正さといった基本的な倫理原則が盛りこまれている。たとえば、ニュルンベルク条例（一九四九）、ヘルシンキ宣言（一九六四／二〇〇〇）、ベルモント報告（一九七九）などの文書は、研究者が守るべき規則を定めている。そこには、被験者の自己決定権、インフォームド・コンセント、秘密保持、自律性、プライバシー、公正な扱いを受ける権利などが挙げられている。それらはいずれも非常に重要なものであり、医療研究者や倫理学者によって盛んに論じられているテーマであるが、なかでも重要なのは、研究に協力する人々のインフォームド・コンセントである。本章では、とくにこの問題を中心に考察することにしたい。

研究の名において

二〇世紀半ばに出されたニュルンベルク条例やヘルシンキ宣言などの国際条例は、第二次世界大戦中にナチスの医師や看護師が強制収容所で行なったおぞましい人体実験に対する反省から生まれたものであるが、それと同時に、そこには人間を対象とする研究全般に関して世界中の人々がいだいている懸念が反映されている（Pellegrino 1997）。残念ながら、被験者の権利や福利を無視して医療研究を行なったのは、ナチスだけではない。二〇世紀には、いたる所で被験者が不当に扱われ、彼らの同意を得ない研究が行われたのである。

その一例は、ニュージーランドで行なわれた子宮頸がんの研究（一九六六－七）である。オークランドの国立婦人病院で、子宮頸がんの自然経過を調べる実験が行われ、子宮頸がん患者たちは、何も知らされないで被験者にされた。彼女たちには何の治療も施されず、結局、一部の女性が命を落とすことになった（Coney 1988）。

アイルランドでも、一九六〇年代から七〇年代にかけて子どもに対するワクチン試験が行われたが、保健省報告（二〇〇〇）によれば、その試験に対するコンセントが得られていたかどうかは、はっきりしていない（Donnelly 2002 : 8）。

このほか、不当に行われた研究としては、米国のアラバマ州メーコン郡の公衆衛生局の医師たちが行ったタスキギー梅毒研究（一九三二－七二）がある。医師たちは、アフリカ系アメリカ人の梅毒罹患者三九九名と非罹患者二〇一名を対象に、四〇年間にわたって無作為化比較試験を行ない、梅毒の進行を観察したのである。梅毒罹患者たちの大半は無学な貧しい小作人たちだったが、彼らは、自分たちの病気について何も知らされていなかった。それどころか、悪い血の治療を受けているのだと思い込まされていたのである。公衆衛生局は、一九四三年にペニシリンが梅毒の特効薬であることが分かってからも、被験者たちが求めない限り、それを用いなかった。そして、研究が取りやめになった一九七二年までに、一二八名が梅毒あるいはその合併症で死亡し、この男たちと結婚した少なくとも四〇名の女性が罹患し、一九名の子どもが出産時に罹患したのであった（Heller 1972 ; Jones 1993 ; Tuskegee Syphilis Study legacy Committee 1996 ; Brandt 1978）。

とくに私たち看護職に関係があるのは、この研究に関して保健師が演じた役割である。ユーニス・リバーズはアフリカ系アメリカ人の保健師だったが、彼女は、被験者にされた黒人と公衆衛生局の研究者たちとの間を取りもったのである。リバーズは、診療所への送り迎えをして男たちに治療を受けさせ、彼らにアスピリンと暖かい食事を与え、治療を止めようとする者がいると続けるように励ましたのである。一九五三年にリバーズと研究者たちが提出した報告書には、リバーズの役割が次のように説明されている。

次の調査までのあいだの患者との連絡は、特定の保健師に任されていた。この保健師は、主としてこの研究の連絡係をつとめていたが、それと同時に、保健師の一般的な仕事もしていた。その結果、彼女は患者の家族とコンタクトをもち、様々な点で彼らの役に立っていた。彼女はこの州で生まれ、ずっと実家の近くで暮らしていたので、この地域の居住者たちの考えや習慣を熟知していた。

患者と医師のギャップを埋めるためには、両者を理解している者が間に入る必要がある。医師たちが何よりも望んだのは、六〇〇名の対象について可能な限り効率的・徹底的な医学検査を行うことだった。彼らは個々の患者にも注意を向けようと努めたが、時間の制約があるために、それは容易なことではなかった。患者は、自分の病気に医師が注意を向けてくれないことに不満をいだいた。そして、医師の処方よりも、自分がいつも行っている家庭療法のほうが効果があるから、もう止めたいと言うこともあった。そんなとき、あなたのために検査をしているのだと言って患者を説得するのは、この保健師の仕事だった。説得がうまくいかず、患者に逃げられることもあった。

時々医師が、一部の患者がすぐには反応せず非協力的であることに不満をいだいた。すると保健師が、言葉がよく分からず、まごまごしている男たちに、医師が求めていることを説明して、その場を助けた。保健師はまた、問題がある患者については、医師が彼らを診るまえに、そのことを医師に伝えた。たとえば彼女は、唇に初期のガンがある男を説得して治療を受けさせたが、その男がてきぱき話せないのはガンのせいであることを、前もって医師に伝えていた（Rivers, Schuman, Simpson and Olansky 1953 : 391–5）。

リバーズについては、同じ報告書のなかに、「彼女は、農業地帯には農民の気持ちが分かるすぐれた看護師や保健師——個人の医療ケアを行うと同時に、医療研究に参加し効果的にそれを遂行できる人々——がいなければならないと考えていた」という説明がある（Rivers, Schuman, Simpson and Olansky 1953 : 393）。

この研究に関するリバーズの行為は善意から出たものであったにせよ、多くの論者たちが、自分の居住区の人々と密接な関わりをもっている保健師がなぜこのような研究に協力しつづけることができたのか、疑問をもった。そして、リバーズはアフリカ系アメリカ人の女性である保健師という立場のために、権力にしたがわざるを得なかったのだろうと考えた（Jones 1993）。しかしスミス（一九九六）その他は、リバーズを被害者あるいは悪人という型にはめることをせず、彼女が研究に関わることになった経緯や状況を精査して、彼女の行為をとらえ直そうとしている。

読者に

①ユーニス・リバーズの行為は、倫理的に問題があると思いますか。
②ユーニス・リバーズは、保健師、研究参加者、医師と患者（被験者）の連絡係という多様な仕事をこなしていました。あなたも、何種類かの仕事を同時に処理しなければならなかったことがありますか。
③この事件を基にして、『ミス・エバーズ・ボーイズ――黒人看護婦の苦悩』（一九九六）という映画が製作されています（監督はジョセフ・サージェント。出演者はアルフレ・ウッダードとローレンス・フィッシュバーン）。この映画を見たことがありますか。この映画におけるミス・エバーズの描き方をどう思いますか。

研究のインフォームド・コンセントに関する規定

本章の冒頭に示したように、医療研究の被験者のインフォームド・コンセントについては、ニュルンベルク条例（一九四九）、ベルモント報告（一九七九）、欧州評議会人権及び生物医学に関する協定（一九九六）、世界医師会ヘルシンキ宣言（一九六四／二〇〇〇）などの国際条例に規定されている。これらの条例はいずれも、被験者の利益を研究の利益に優先させ、被験者の権利を守るための手段としてのインフォームド・コンセントの必要性を定めている。たとえば、ヘルシンキ宣言の第二二条は、

人間を対象とする研究を行う場合には、必ず、それぞれの被験予定者に対して、研究の目的、方法、資金源、起こり得る利害の衝突、研究者の関連組織との関わり、研究に伴う利益、危険、不快な状態について、十分な説明をしなければならない。対象者にはまた、この研究への参加を取りやめたり、参加への同意を撤回したりすることがいつでも自由にできる権利があることを、知らせなければならない。医師は、対象者がこの情報を理解したことを確認した上で、対象者の自由意志によるインフォームド・コンセントを、（できれば文書で）得なければならない。文書による同意を得ることができない場合には、証人立ち会いのもとで、その同意を正式な文書に作成しなければならない。

と謳っている。

二〇〇一年五月に欧州評議会が公布した「臨床試験指令 2001 / 20 / EC」は、適正な臨床試験の実施に関するEU加盟国の法律、条令および行政規則を、欧州全体で統一することを定めている。このほか、被験者を保護するためのガイドラインは、国際看護協会（「看護研究の倫理指針」二〇〇三）、カナダ看護協会（「正看護師のための研究倫理指針」二〇〇二）など、多くの医療団体の規約に取り入れられている。

これらの規約や条令のすべてに共通しているのは、明確な（できれば文書による）被験者の同意を得る必要性を説いていることである（コンセントの示し方に関する説明は第七章を参照のこと）。コンセントに必要な事項は、通常、同意書に明記されている。同意書の書式や内容はそれぞれ異なるが、いずれの同意書にも、行われる研究の内容や目的、被験者にとってのリスクや利益に関する明確で十分な情報が含まれている。同意書にはさらに、被験者を公正に扱いその秘密を守ること、そして被験者は罰則なく自由に研究から身を引くことができることを保証する文言が書かれている。同意書への署名は、同意書に記載されている情報を読みそれを理解したこと、そして、行われる研究への参加に自主的に同意することを意味する。

まとめ　八－一

研究のインフォームド・コンセントに関する規定を設けているもの。

国際条例

一、ニュルンベルク条例（一九四九）

二、ベルモント報告（一九七九）

三、欧州評議会人権及び生物医学に関する協定（一九九六）

四、ヘルシンキ宣言（一九六四／二〇〇〇）

欧州の法律

五、欧州臨床試験指令 2001 / 20 / EC

看護と助産のガイドライン

六、看護研究の倫理指針（国際看護協会、二〇〇三）

七、正看護師のための研究倫理指針（カナダ看護協会、二〇〇二）

治療的研究と非治療的研究

医療研究には、治療的研究と非治療的研究がある。主として患者の治療を目的にした研究は、治療的研究である。たとえば、治験薬をある患者に試験的に投与する研究などがそれに当たる。

それに対して、非治療的研究の主な目的は、特定の患者を治療することではなく、特定の疾病やその治療に関する全般的な知識を進歩させることである。たとえば、タスキギー研究が行なわれたのは、研究協力者を治療するためではなく、梅毒に関する知識を進歩させるためであった。

治療的研究で倫理的に問題になるのは、公正さ――研究に参加してその利益を受ける権利が人々に公平に与えられていること――である。非治療的研究の場合には、被験者に課せられる負担とリスクが問題になる。リスクが大であればあるほど、その研究の正当性が明らかにされなければならない。

被験者のインフォームド・コンセントは、ごくわずかな例外を除き、治療的研究、非治療的研究のいずれにおいても、倫理的・法的な必要条件である。

読者に

①治療的研究でインフォームド・コンセントを行わない例を挙げることができますか。
②治療的研究でインフォームド・コンセントを行わない例外として、患者が無意識あるいはショック状態にあり、インフォームド・コンセントを行う適切な代理人がいない緊急時に、試験的な治療を行う場合が考えられます。あなたは、このような場合は例外として認められると思いますか。
③治療的研究でインフォームド・コンセントを行わないもう一つの例外として、新生児が障害をもって生まれ、両親がショックを受けて何も判断できない状態にあるとき、その新生児に試験的な治療を行う場合が考えられます。あなたは、このような場合は例外として認められると思いますか。それを認める（あるいは認めない）理由を述べなさい。

まとめ　八―二

治療的研究

主として患者の治療を目的にした研究。この研究で倫理的に問題になるのは、公正さ――研究に参加してその利益を受ける権利が公平に与えられていること――である。

非治療的研究

主として疾病やその治療に関する全般的な知識を進歩させることを目的にした研究。この研究では、被験者に課せられる負担とリスクが問題になる。リスクが大であればあるほど、その研究の正当性が明らかにされなければならない。

＊被験者のインフォームド・コンセントは、ごくわずかな例外を除き、治療的研究、非治療的研究のいずれにおいても、倫理的・法的な必要条件である。

看護研究

医療研究の歴史を概観しただけでも分かるように、人間を対象とする研究を行なう看護師は、重大な問題に直面する。また、看護師の果たすべき義務が互いに衝突することもある。それらの問題は、看護師が総合的な医療研究に参加するだけではなく、独自に看護研究（看護の処置やケアに関する研究）を行うにつれて、ますます増加することになろう。

看護研究は比較的新しい分野である。その背景には、看護教育が（病院付属の看護専門学校ではなく）看護大学で行われるようになり、最善の看護を行うには経験と同時に客観的証拠に基づく知識が必要であることが認識されるようになった経緯がある。看護学や看護実践の教育が学士、修士、博士課程で行われるようになるにつれて、その基盤となる実証的研究が盛んに行われるようになり、看護研究が誕生することとなった。看護研究は、科学的な方法論や方法を用いて様々な研究を行い、看護学の発展と看護実践・助産実践の改善に寄与している。

看護研究には、多くの人々の協力を得なければならない場合がある。たとえば、一般の人々に健康に関する意識調査を行ったり、看護師たちに倫理問題に関する聞き取り調査を行ったり、患者たちに特定の運動をさせ、その前後の状態を調べたりする場合である。研究協力者は、保護され尊重されなければならないが、看護師であると同時に研究者である看護師にとって、それを守るのが困難になる場合がある（タスキギー研究の保健師の場合がそうであった）。看護実践の目的が個々の患者の健康と福利を促進することであるのに対して、看護・医療研究の目的は、あらゆる人々のために治療やケアの内容をよりよいものにすることだからである。

看護を行なう看護師が目指すのは、患者の福利である。看護師はその場合、可能なかぎりの知識と技術を駆使して、患者の福利を促進し患者が受ける危害を最小限に抑えるために努力する。研究者としての看護師は、適切な科学的方法を用いて、知識の進歩に寄与する立証可能な研究を、行わなければならない。新しい医療の有効性と安全性を確認するためには、人間を対象とする研究を行う必要がある。様々な患者に関する一般的な知識を得るために行なう科学的研究は、個々の患者の福利を目的とする看護実践とは異なり、個々の患者の独自性を無視する可能性がある（Boomgaarden, Louhiala and Wiesing 2003 : 12–13）。

読者に

あなたが何らかの研究に参加し、自分の患者にその研究への協力を求めた場合、その患者は、研究協力への同意（あるいは拒否）を完全に自由に行うことができると思いますか。そのことは、どうやって確認できるでしょうか。

子どもを対象とする研究

社会的弱者、障害者、重症患者、幼児、高齢者、施設や刑務所に収容されている人々を研究対象にする場合には、とくに配慮と慎重さが必要になる。なぜならば、彼らは、見くだされ、誤解され、操られ、利用されやすいからである。

看護研究者は、臨床的研究だけではなく、聞き取り調査のような非臨床的試験を行う場合にも、研究協力者の権利が守られるように細心の注意を払う必要がある。非臨床的研究では、臨床的研究ほど、研究協力者の福利や尊厳が危険にさらされることはないが、それでも、とくにインフォームド・コンセントに関して、深刻な倫理問題が生じる場合がある。

次の事例は、子どもを対象とする聞き取り調査で看護研究者が直面する問題を示している。アイリーン・サヴェジは、嚢胞性線維症の子どもの食べ物や食事に関する子どもや親の意識調査を行った。次に挙げるのは、サヴェジの博士論文のフィールド・ノートを書き改めたものである。

事例八－一　協力をしぶる被面接者

看護研究者のアイリーン・サヴェジは、約束時間の午後二時に七歳のタウグ・マーフィーの家に着いた。少年の母親はすぐに彼女を居間に案内し、二階にいたタウグに、すぐに降りてくるように言った。部屋に入ってきたタウグは、落ち着かない様子で、面接は止めにしたい、「ぼく忙しいんだもの」と言った。

研究者は、いやなら止めてもよいことを伝え何をするつもりなのか訊ねた。サッカーや友だちとの駆けっこ。それに、お気に入りのテレビ番組『バッズ・ライトイヤー』も見なきゃ、ということだった（アイリーンは内心、ほかの子どもたちも協力してくれなかったらどうしようと心配になった）。アイリーンは、「私は、このところ忙しくて『バッズ・ライトイヤー』を見ていないのよ」と言った。彼女が面接は全部テープに録音することを話すと、タウグは非常な関心を示した。それを見て、彼女はバッグからテープレコーダーを取り出し、それをタウグに見せた。タウグは操作方法を知りたがった。「へー。面白いね！」そう言うと彼は、「嚢胞性線維症のことを話してもいいよ。でも、テレビが見れるように、四時までにしてね」と言った（Savage 2003 a）。

この家を訪れたとき、研究者のアイリーンは、協力をこばむタウグの気持ちを尊重することと、最終的にはタウグのような子どもの役に立つはずの研究を行なうことのジレンマに捉えられる。すでにタウグと彼の両親は、研究に協力することに同意してくれていた。しかしいま、タウグははっきりと協力を拒んでいる。研究者はここで、次のことを考えなければならない。

＊子どもを対象とする研究に関する倫理的・法的規定。

＊研究への協力に関する子どもの自己決定権を尊重するという研究者の倫理的義務。

子どもを対象とする研究に関する規定

第七章で述べたように、ほとんどの欧米諸国では、一八歳（時には一六歳）以下の子どもは未成年者と見なされ、重大な医療の決定に関して（法的に）実効性のあるコンセントを与えることができない。しかし医療に対する子どもの同意は、法的には認められなくとも、倫理的には必要なものと見なされている。そのことを『国連子どもの権利に関する条約』は次のように述べている。

自分の意見をもつことができる子どもは、自分に関係のあるすべてのことについて、自由に自分の意見を表わす権利を有している。その意見は、子どもの年齢と発達に応じて、正当に考慮されなければならない（Madden 2002：473 に引用）。

一八歳以下の子どもは研究への協力に関して（法的に）実効性のあるコンセントを与えることはできないが、倫理的には、彼らの同意は必要なものと考えられている。たとえば、英国小児科学会は、たとえ法的必要性はなくとも、小中学生から研究協力への同意を得ること、そして研究者は子どもの協力者がその協力に同意していることを必ず確認することを求めている（Royal College of Paediatrics 2000：177–82）。

読者に

①サヴェジの研究は治療的研究、非治療的研究のどちらだと思いますか。

②事例八－一の冒頭で、研究協力者のタウグは、はっきりと調査への協力を拒みます。それに対するサヴェジの対応を、あなたはどう思いますか。

子どもの自律性を尊重する

サヴェジは、聞き取り調査を行なう子どもの自主性が尊重されるように、いくつかの手段を講じた。たとえば、調査の趣旨を理解してもらうために、親向けと子ども向けの二種類の文書を作成し、それを前もって送っておいた。そして、子どもたちが調査についてどの程度理解しているのかを確認するために、彼女は、子どもたちに会うとまず、質問を交えながら、子ども向けの文書を彼らと一緒に読み上げた。彼女は、親用の同意書だけではなく、子ども用の同意書も準備していた。子どもへの配慮について、サヴェジは次のように述べている。

子どもたちは聞き取り調査を受けることに同意してくれたが、私は、彼らがどんな問題についても進んで話してくれるだろうとか、話したくない事柄があれば率直にそう言ってくれるだろうとは思っていなかった。そのため、彼らの態度や口調に注意して、話したくないように見える話題が出てくると、話題を変えるように気をつけた（Savage 2003 b : 76）。

聞き取り調査のあいだも、彼女は時々子どもたちの気持ちを確かめた。彼女は、この聞き取り調査に関する報告の最後で、「コンセントは、一度得られればそれで済むというものではない。そのために、私は、聞き取りの間中、彼らが進んで協力してくれているのかどうか、絶えず注意していた」と述べている（Savage 2003 b : 98）。サヴェジは子どもたちの協力が自発的なものかどうかを問題にしているが、それは、子どもたちが親に強いられて協力しているのではないかという懸念を彼女がもっていたことを示している。しかし、彼女は聞き取り調査を振り返って次のように述べている。

子どもたちは、親に強いられて調査に協力しているようには見えなかった。……彼らは、協力することに決めたのは親ではなく自分たちだと断言した。一部の親は、子どもたちが、子供向けの説明文書があることは自分自身の考えが尊重されている証拠だと受け止め、積極的にこの調査に協力したがっている、と語っていた。また、親の希望に反して協力を拒否する子どもがいたことは、子どもたちが自主的に決める自由を有していたことを示している（Savage 2003 b : 98）。

読者に

サヴェジは、子どもを対象とする調査を行うにあたり、

①調査日程や質問の内容に関する子どもの自己決定権を尊重しようとする姿勢、
②調査への同意・不同意は、子どもたち自身が行うべきであるという信念、
③調査に関する子どもたちの理解や意見が非常に重要であるという考え、
④コンセントは、聞き取りを行いながら絶えず確認する必要があるという認識、
⑤親が彼らに代わって同意していても、子どもには調査への協力を拒否する権利があるという考え、

をもち、

⑥子ども向けの説明文書と、
⑦子ども用の同意書、

を作成し、
⑧調査に関する理解を助ける質疑応答、を行っています。
このうち、あなたがとくに重要だと思うものは何ですか。

結論

この章では、研究協力者の権利を様々な点で守るインフォームド・コンセントの必要性について述べた。そして、ある非治療的研究で一人の保健師が演じた役割の問題点を考察し、子どもを対象とする研究を行う際に看護師が直面する問題を取り上げ、子どもの研究協力に関するいくつかの規定を提示した。事例八－一では、研究者が研究協力者に対して細かい気配りをすることによって、より適切なインフォームド・コンセントが得られることを示した。この事例が示すように、子どもが自律的に研究に協力する能力は、調査を行なうかどうかを子どもに決めさせ、拒否する彼らの権利を尊重することによって高められる。

人々が自分の受ける医療を自分で選んだり自発的に研究に協力するためには何が必要か、ということの理解が進むまでには、おそらく何万という人々の健康や生命が犠牲にされたのである。通常は患者たちの福利を第一に考える医療者が、自分たちにケアを委ねた人々の福利を無視し、傷つけ、蔑ろにしたのは、皮肉なことである。このような過ちや不当な行為がふたたび繰り返されないように、学際的研究や看護研究に携わる看護師たちは、自分の行動を絶えず省みて、インフォームド・コンセントの原則を重視し、自分を信頼してくれている人々を保護しその権利を守るために、一層の努力をしなければならない。

著者略歴

(Dolores Dooley)

1940年, 米国シカゴ生まれ. アイルランド国立コーク大学, 哲学科（応用倫理学）助教授. 著書に『コミュニティーにおける平等 Equality in Community』（コーク大学出版局, 1996), 『生殖医療技術の倫理 The Ethics of New Reproductive Technologies』（共著, Berghahn Books, 2003）など.

(Joan McCarthy)

1959年, アイルランド, ケリー県生まれ. アイルランド国立コーク大学, 看護・助産学部（医療倫理学）講師. 著書に『生殖医療技術の倫理 The Ethics of New Reproductive Technologies』（共著, Berghahn Books, 2003), 『デネットとリクール――ナラティヴの自己 Dennett and Ricœur on the Narrative Self』（Humanity Books, 2007）など.

訳者略歴

坂川雅子〈さかがわ・まさこ〉 1934年, 東京生まれ. 東京大学大学院（英語・英文学専攻）修士課程修了. 桐朋学園大学教授, 長野県看護大学教授を経て, 現在は翻訳家. 共編書に『看護倫理――理論・実践・研究』（日本看護協会出版会, 2002), 訳書にジョエル・ネイサン『「ガン」と告げられたら』（勁草書房, 2000), マーガレット・ロック『脳死と臓器移植の医療人類学』（みすず書房, 2004), アーサー・クラインマン, ポール・ファーマーほか『他者の苦しみへの責任――ソーシャル・サファリングを知る』（みすず書房, 2011）などがある.

ドローレス・ドゥーリー
ジョーン・マッカーシー
看護倫理
1
坂川雅子訳

2006年11月22日　第1刷発行
2012年5月10日　第2刷発行

発行所　株式会社 みすず書房
〒113-0033 東京都文京区本郷5丁目32-21
電話 03-3814-0131(営業) 03-3815-9181(編集)
http://www.msz.co.jp

本文印刷所 シナノ印刷
扉・表紙・カバー印刷所 栗田印刷
製本所 青木製本所

看護倫理 1

2017年3月30日　新装版第3刷発行

著　者　ドローレス・ドゥーリー
　　　　ジョーン・マッカーシー
訳　者　坂川雅子
発行所　株式会社 みすず書房
〒113-0033 東京都文京区本郷5丁目32-21
電話 03-3814-0131(営業) 03-3815-9181(編集)
http://www.msz.co.jp

印刷・製本　株式会社 デジタルパブリッシングサービス
http://www.d-pub.co.jp

Printed in Japan
ISBN 978-4-622-06246-2
[かんごりんり]